超一流の人の「健康」の極意

順天堂大学医学部教授
小林弘幸
kobayashi
hiroyuki

ポプラ社

超一流の人の「健康」の極意

超一流の人の「健康」の極意　目次

第1章
なぜ「たった1ミリ」が人生を変えるのか？

第2章 超一流の人の感情の基本

第3章 超一流の人の行動の基本

第4章 自律神経の伝染力をコントロールする

第5章 最高の100年を120%の力で生きる

まえがき

超一流になるスタートは、たった1ミリ意識を向け変えること

私は医師として、幸いにもこれまで、さまざまな分野での「超一流」といわれる方たちと出会ってきました。

私が勤務する順天堂大学附属順天堂医院（以下、順天堂医院）の「神の手」を持つといわれるスーパー外科医たちをはじめ、私が治療や診察、あるいは心身のパフォーマンス向上の指導をさせていただいているトップアスリートや文化人や芸術家の方々、さらには政治や経済の世界でまさに「超一流」の働きをされている方々――。

それらの方々はもちろん、手掛けている仕事はまったく違います。けれども、彼らの行動、言葉、心の持ち方など、その生き方をよく観察すると、そこにはいくつもの共通点があることに気づかされるのです。

でも、超一流の人と、そうでない人、その違いとは、いったい何なのでしょうか？
そして、どうすれば、そうでない人が、超一流の人になることができるのでしょうか？

それがずばり、私が本書であなたにお伝えしたいことなのです。

超一流の人も、生まれたときから大天才だったわけではありません。その多くは、あるとき、超一流となるための「極意」に気づき、日々、こつこつとそのことに意識を向けつづけた結果、ついには自らの心と体のなかから超一流の能力を引き出すことに成功した方々なのです。

しかも、その極意とは、決して難しいものではありません。

特別なお金も器具も能力も一切、必要ありません。

必要なのは、ひとつだけ。

本書で述べさせていただくさまざまな極意に、**「1ミリでも意識を向け変えていただくこと」**だけです。

たとえば、真っ白い紙の左端に、小さなピリオド＝黒丸を描いてみてください。

そこから、まずはまっすぐ水平に線を引いてみる。それがいわば、超一流でない人の心と体の状態、あるいは自分の能力を最大限に発揮できないままの、心も体も横ばいの人生の状態です。

でも次に、そこから1ミリ＝1度でも上に角度をつけて直線を引き始めると、その線はどんどん、最初に引いた線より上へと伸びていきます。そして結果的には、最初の線と次に引いた線との距離＝高さはどんどん広がっていく――。

逆に、最初のピリオドから、たった1ミリでも下のほうに角度をつけて線を引く。そうすると、その直線は、どんどん下のほうに下がっていってしまうのです――。

そう、もうおわかりいただけましたね？

つまり、**最初のたった1ミリの上下の差こそが、超一流の人と、そうでない人、あるいは残念ながら、心も体も人生も下降線をたどってしまう人との、違いとなるわけなのです。**

ですから、先程も述べさせていただいたように、超一流の人と、そうでない人との違いの出発点とは、ほんとうに、「たった1ミリだけ意識を向け変えることだけ」なのです。

健康にも人生にも「手遅れ」などは、ありえない

そして本書では、私の専門である「自律神経を整えること」＝「心と体の健康」をひとつの軸として、これまで私が出会ってきた超一流の人たちの共通点を、分かりやすくご紹介したいと思います。

しかも、それは、あなたの想像以上に、簡単でシンプルなことばかりです。ほんとうにたった1ミリの「極意」――。けれどもそれは、**あなたがいま何歳でも、男性でも女性でも、必ずあなたを超一流の人としての輝かしい人生を再スタートさせてくれる、大きな大きな1ミリ**なのです。

長年、医療の現場に身を置いておりますと、ほんとうに、「健康」というものがすべての核だと日々痛感します。

なぜなら、「心と体の健康」こそが、人生のあらゆる成功や幸せ、それらすべての

基本だからです。

どんな成功者でも、あるいはこの世のありとあらゆる栄耀栄華を極めた人でも、死ぬときは誰もが畳1畳です。どんな財産も、成功も、そこには関係ありません。

ですから、その人がほんとうに超一流かどうかがわかるのは、もしかしたら死を迎えたときなのではないか、と私は思うのです。たとえ長くても短くても、この世を去るとき、「まあ、いろいろあったけれども、自分の人生に悔いはないよ」と、にっこり微笑んで逝けるとしたら——、その人は、誰よりも自分自身に対して、「自分の人生は超一流だった」と誇れるのではないかと、私は思うのです。

けれども、できるだけ健康に、寿命をまっとうすることに越したことはありません。

これまで私は、それこそさまざまな分野で超一流といわれる方たちが、ついうっかり自身の体の健康管理、リスク管理を怠ったがために、まだ十分に若く、美しく、働き盛りで、自他ともに悔しくて惜しくてしかたがない命をはかなく散らしていく姿を幾度となく見てきました。「もっと早く来てくれてさえいれば——」。そのときの悔しさ、むなしさ、つらさは、とても言葉には表現できません。

そして、それがいまの私の、すべての研究の原動力になっています。

ですから、これからの超一流の生き方とは、**後悔しない死を迎えられるように生き**

ること。あるいは、健康＝心と体のリスク管理をすることだと、私はぜひ本書であなたにお伝えしたいのです。

「命あってのものだね」という言葉もありますが、ほんとうにその通りだと思います。なぜなら、あなたは、いま、そこに生きておられるというそのことだけで、古今東西のどんな成功者よりも、すばらしい成功の鍵を手にしておられるからです。

あるいは、この地球上で唯一無二の存在であるあなたは、いま、そこに生きていらっしゃるだけで、すでに一流でもあられるのです。

ほんとうに、そこに命をもって生きておられるだけで、無限の可能性を秘めた、すばらしい存在なのです――。

ですから、どうか本書で、そんなかけがえのないあなたの人生を、ますます健康で愛にあふれる、豊かで輝かしい超一流のものになさってください。

そしてもうひとつ、このこともぜひ覚えておいてください。

いまの先進医療において、本書で述べた「極意」さえ意識していただければ、たとえあなたが何歳であろうと、**健康においても人生においても、「手遅れ」ということは、ありえないのです。**

第1章

なぜ「たった1ミリ」が人生を変えるのか？

1 超一流の人は、上手に歳を重ねる

どんな人でも平等なのは、1年、1年、歳を重ねていくということです。どんなに卓越した能力があっても、それは変わりません。けれども、超一流の人になればなるほど、その歳を上手に重ねる、あるいは、豊かに美しく重ねられていく――。

でも、それはいったいなぜなのでしょうか。

私は、そのキーワードのひとつは、やはり「自律神経」だと思うのです。

本書ではこれから、さまざまな角度から、**自律神経を整えること＝心と体の健康およびび人生のパフォーマンスを高める極意**をご紹介していきます。そこでこの項では、「そもそも自律神経とは何か？」ということを、皆さんご存じと思いますがもう1度、分かりやすくご説明させていただきたいと思うのです。

自律神経とは、ひとことでいえば、内臓器官のすべて、とりわけ血管をコントロールしている神経です。また、人間の生命活動に欠かすことができない「呼吸」も、じつは自律神経がコントロールしています。

そして、その自律神経は、「交感神経」と「副交感神経」という２種類の神経から成り立っています。

交感神経は、車でいえばアクセルです。この働きが上がると、血管が収縮し、血圧が上昇し、気分はどんどんアクティブで活動的なほうへと向かいます。

副交感神経は、車でいえばブレーキです。この働きが上がると、血管は適度にゆるみ、血圧は低下し、気分もどんどんゆったり冷静なほうへと向かいます。

そして、車の運転でも同じように、**アクセル＝「交感神経」と、ブレーキ＝「副交感神経」をベストなバランス＝状態に保つ**ことこそが、すなわちその人の心と体のパフォーマンスをもっとも高めてくれるのです。

けれども、現代社会においては、おうおうにして、そのバランスが崩れがちです。とくにストレスや不安や恐怖は副交感神経に打撃を与えますので、圧倒的に交感神経が優位になりやすい――。それが、つまりは自律神経の乱れ＝心と体の不調を招いてしまうのです。とくにはっきりした原因もないのに、なんとなく調子が悪い。何をやっても思ったように上手くできない。そんな「病名のない病」や、正体不明のスランプの原因こそが、じつは自律神経の乱れであるのです。

さらに、副交感神経の働きは、加齢によっても低下します。男性は30歳、女性は40歳をメドに、副交感神経の働きはガクンと下がってしまう——。ですから、その歳を過ぎた頃から、急に体力の低下を痛感したり、更年期障害になってしまったりするというのは、まさに副交感神経の低下＝自律神経の乱れが大きな原因になっているのです。

そして、逆にいえば、**歳を重ねれば重ねるほど、豊かに美しく上手に歳を重ねている人になればなるほど、その人は、乱れた自律神経を整えることを、その日常のなかで、こつこつ意識しておられる**というわけなのです。

生きていれば、自律神経が乱れるのは当然です。加齢によっても乱れますし、ただ生きているだけでも、人がこの世界のなかで生きていく限り、必ず乱されることに出会います。さらにいえば、人はいま、自律神経が乱れるなかで生きている——。けれども、そこからが肝心なのです。乱れるものであるならば、乱れるたびにそれをリカバリーし、高めていくことを、こつこつ意識すればいい。つまり、その「意識の転換」こそが、あなたを上手に歳を重ねられる人へと導く極意の1ミリなのです。

38歳にしていまなお日本最速レーサーである秋吉耕佑《こうすけ》くんもまさにそうですが、30

歳、40歳という、自律神経の節目を過ぎても、その心と体のパフォーマンスが下がるどころか、どんどん高くなっていく人。あるいは、ピカソや葛飾北斎や伊能忠敬や日野原重明さんや三浦雄一郎さんや石原慎太郎さんのように、人生の折り返し地点といわれる年齢を過ぎても、なお若い世代に負けない偉大なチャレンジをしつづける人。

でも、その人たちすべてが、もともと何事にも乱されない不動心を備えていたわけではなく、それは乱れた心＝自律神経をリカバリーする意識に長けていたからだと、私は思うのです。そしてそれは、これから本書で述べていくように、特殊な人にしかできない秘伝中の秘伝などではありません。本当に、どんな方でも、ごく1ミリの意識の転換で、実現していけることばかりなのです。

1ミリの極意

自律神経をコントロールする者が人生の勝者になる。日常の中で乱れた自律神経を整える習慣を持つ。

2
超一流の人は、自分の体の声に敏感である

超一流の人ほど、自分の体の声＝ちょっとした変化に、非常に敏感です。ちょっとでも「あれ、おかしいな？」と思ったら、その声を絶対に聞き逃さない。

たとえば、日本を代表する総合コンサルティング会社のひとつであるアクセンチュア株式会社の前会長である村山徹《とおる》さんなどは、その典型です。村山徹さんは、生き馬の目を抜くような働きぶりが必要とされるコンサルティング業界のなかでもまさに超一流といわれる方ですが、そんな想像を絶する忙しさのなかにあっても、ちょっと変だなと思うと、すぐに検診を受けにいらっしゃる。そのフットワークの軽さ、迅速な対応ぶりは、検診させていただく医師からみても、ほんとうに心底、感心してしまいます。

忙しいことを言い訳にして、病院に行かない。それによって小さな病を大きくしてし

まったとしたら、それは結局、仕事にも人生にも大きな損失、ダメージになる――。超一流の健康人でもある村山徹さんは、そのことがクリアに分かっているのです。

そして、それが超一流の人と、そうでない人の違いになるのです。

でも、私は決して、神経質なぐらいに、こまめに病院に行け、検査をしろ、と申し上げているのではありません。

超一流の健康人になるため、体の声を聞き逃さないようになるために、いまからすぐに無理なく意識できる「極意」――。その**キーワードは、ずばり、「２週間」**です。

たとえば、どんなに些細な便秘でも下痢でも咳でも痛みでも、２週間、普段とは違う違和感や症状がつづいたら、病院に行くことを意識すること。そして、その意識が習慣になると、村山徹さんのように、すぐにさっと動けるような自分に、いつのまにか自然に変わっている――。これが、序章でも述べた通り、「たった1ミリの意識の差」なのです。

たとえ「あれ？」と思っても、多くの人がなかなか病院に足を向けないのは、忙しい、時間がない、という理由だけではありません。たぶん、本当の理由は、「もし、すごく悪い病気だといわれたらどうしよう？」という自分のなかの不安から目をそらしたくて、逃げてしまっているからです。もちろん、同じ人間として、その気持ちはとてもよく理解できるのですが、でも、**不安というものは、残念ながら、逃げれば逃げるほど、大きくなります。**そして、その不安によって、内臓や血管の働き、ホルモンの分泌といった、私たちのあらゆる生命活動の根幹を24時間休みなく支えてくれている「自律神経」のバランスが乱れ、ますます体の不調を招いてしまう――。まさに、悪循環です。

自分の体の声に敏感な人とは、いいかえれば、自分の体＝現実を直視する勇気と聡明さを持った人です。でも、もともと気の弱い性格の人がいきなり、勇気あふれる性格には、なかなか変われません。私だってそうです。しかも、あの生涯無敗を誇った超一流の剣豪・宮本武蔵の遺した言葉からも分かるように、「己と向き合うこと、己を知ることは、人にとっておそらくいちばん難しい」ことなのです――。ですから、性格を変えろとか、メンタルを鍛えろとか、そんな漠然としたこと、あるいは、特別にゆとりのある環境や、特殊な能力に恵まれた人にしかできないような難しい方法は、私は本書では、絶対に申し上げたくないのです。

自分を知る、体の声を聞く達人になるための極意＝キーワードは、「2週間」。とにかく2週間、同じ症状がつづいたら、病院に行く。ほんとうに、これだけです。そうすれば、性格や環境を変えるなどという非常に困難かつ不毛な努力をすることもなく、あなたはもう自然に、超一流の健康人への道を、自然に進み始めることができるはずです。

ただし、突然の耳鳴りや痛みなど、急激な体の変調を感じたときは、どうぞ一瞬の躊躇もなく、救急にかかってください。世界に誇るべき日本人の美徳のひとつは、奥床しさや慎みの精神であると私も心から思いますが、こと健康においては、遠慮や慎みは一切、必要ありません。あなたが超一流の健康人として、そのかけがえのない人生を、幸せに輝いて生きることこそ、何よりも社会と世界のためになるのだということを、どうか忘れないでいてほしいのです。

1ミリの極意

2週間、普段とは違う違和感や症状がつづいたら、病院に行くことを意識すること。

3 超一流の人は、人の話をよく聞き、「ありがとう」の意識を持つ

そのジャンルに限らず、超一流の人ほど、世の中のすべての流れに敏感です。自分の専門分野だけしかわからない、というのではなく、社会、経済、環境問題を含め、つねに、世の中のあらゆる動きにアンテナを向けています。

しかも、人の話をよく聞いて、いいものはすぐ取り入れる。たとえばアスリートでも、超一流のプレーヤーと、そうでないプレーヤーの違いは、やっぱりそこなのです。

そして、超一流の人は、みんな、勉強家です。私の同僚である、順天堂医院のゴッドハンド、スーパー外科医の先生たちも、「自分は超一流なのだから、もう誰の言うことも聞かないでいいんだ」という姿勢は微塵もありません。いつも、**「もっと自分が改善できる、何かいい方法はないか？」**というのを求めて、人の話をよく聞いて、勉強しています。

さらに、人から「これは、いいですよ」と教えてもらったことは、絶対に否定から入らずに、まずは素直に試してみる。結果、ダメだったら、それはなぜダメなのかを、きちんと理解する。さらに、結果、自分がほんとうにいいと思えば、すぐに取り入れるのです。

それは、アスリートも同じです。たとえば39歳でもなお現役のメジャーリーガーとして活躍しているイチロー選手なども、見ていると、つねに好奇心旺盛に、いいといわれることは素直に聞いて、取り入れているのが分かります。イチロー選手はよく、「ケガをしない」「自己管理も超一流だ」といわれますが、その理由のひとつがこの、**「世の中に敏感で人の話をよく聞く」**という極意にあると、私は思うのです。

そう、つまりはそこも、超一流の人と、そうでない人の１ミリの差なのです。

そうでない人は、自分の思い込みに固執して、人の話も否定から入りがちです。しかも面倒くさいからと、極力、自分がいいと思ったものだけにしか目を向けようとしない。たとえばケガの予防にマッサージをしたほうがいいと言われたとしても、最初から「そんなのやってもダメだろうから、やらない」と、はなから否定するのです。

超一流の人は、「ダメかもしれないけど、とにかくやってみよう」と、まずは素直にマッサージを受けて、ダメなものまですべての情報をきちんと知ろうとします。そしてすべてを知ったうえで、そのなかから、ほんとうに自分に合った、いいものを見つけ出す——。つまり彼らは、一見、ムダと思えることのなかにも、すばらしい情報や真理に通じるヒントが隠されていることを知っているのです。

しかも、超一流の人は、**一見、ムダだと思える面倒なことにも時間をかけて、その上で自分なりの取捨選択をこつこつ重ね、ほんとうにいい情報を選びとる力＝感性をどんどん磨いていきます。**だから結局は、超一流の人はそうでない人に比べて、取捨選択、あるいは人生の決断や進化のスピードも、どんどん早くなるのです。

自分の専門分野は一生懸命勉強しているのだけれども、自分の思い込みに固執して、人を含めた世の中の声に素直に耳を傾けられなくなってしまうのが、そうでない人。

自分の専門分野についての勉強はもちろん一生懸命やるけれど、それだけではなく、世の中の声にも敏感で、「いいよ」と言われたら、素直にやってみるのが、超一流の人。

というふうに、どちらも一生懸命努力をしているのにもかかわらず、残念ながら、その結果は大きく違ってしまう。仕事だけでなく、心と体の健康、ひいては人生全体の豊かさにおいても、残念ながら、ほんとうにどんどん大きな違いが出てきてしまうのです——。

それは、私の周りの人たちを見ていても、ほんとうに日々、痛感します。

また最近では、ノーベル医学生理学賞を受賞された京都大学の山中伸弥《しんや》教授も、ほんとうに後者の見本のような方だと思います。山中伸弥教授の、あのすばらしい快挙は、いわゆる専門バカでは絶対にできません。世の中のことに素直に目を向けてこられ、失敗を含めたダメなことまですべてを自分の糧としてこられたがゆえの広い見識と豊かな人間性があってこそのものだと、同業者であるがゆえに、さらに尊敬してしまうのです。

ですから、もしもあなたがいま、人の話を聞くことが苦手だとしたらまずは1日1回でもいいですから、誰かの話をニコニコ笑顔で聞く。そして聞き終わったら、嘘でもいいから最後に「ありがとう」と言う意識を持つことがおすすめです。それがきっと、あなたの心と体を超一流の人への道に向け変える、1ミリの極意＝変化になるはずです。

1ミリの極意

人の話をよく聞いて、いいものはすぐ取り入れる。絶対に否定から入らずに、まずは素直に試してみる。

4 超一流の人は、呼吸が深い

超一流の人の共通の特徴として、私がもっとも強く感じるのは、**「自己コントロール力」**、それから**「前へ進む力が異常に強い」**ということです。

そして、いい意味で鈍感で、周りの人の評価を気にしない。作家の渡辺淳一さんがかつて『鈍感力』という著書に、人生を強く豊かに生きるためには鈍感であることが大事だと書かれていましたが、超一流の人はまさに、その鈍感力も非常に優れているのです。

私が勤務する順天堂医院にいる外科医のなかでも、超一流といわれる外科医ほど、もう面白いくらい、全員がこのタイプです。他の人がどんな評価をしようが批判をしようが、一切、気にしない。それは人の話を聞かない、マイペースというのとはまた違います。彼らは一方で、非常に繊細で、人への感謝や気配りも細やかです。そして、そのためには、たっぷり時間をかけるからです。でも、自分のかかげた高い目標に向かってまい進している彼らにとっては、無責任な他人の評価を気にしてあれこれ悩んでいる暇などは、ないのです。

一時期、「空気を読む」ことがいいことだと盛んにいわれたことがありましたが、超一流の人は、いたずらに空気を読むこともしません。とにかく自分の目標に向かって、潔く、どんどん前に進んでいく。だから、一度動き出すと、もう考えられないくらいの爆発力で突き進めるのです。

ですから、もしかしたら超一流の人とそうでない人との差はそこだけかな、と私は思ったりもするのです。つまりは、他人の評価とか風評、そこを気にしないで目標に向かって突き進めるかできないかの差ではないか、と。

そして、そんな彼らの前へ進む力を生み出しているのが、自己コントロール力、いいかえれば、**自律神経のバランスのコントロール力**だと、私は思うのです。

彼らの自律神経を計測すると、いちように、つねにハイレベルで安定しています。

つまり、自律神経が分かれ目なのです。超一流になるためには、体のコントロールでただたんに体の表面を鍛えていればいいのではなくて、自律神経をハイレベルで整えて細胞のすみずみまで質のいい血液を流し、結果、体の根本＝細胞レベルから健康にしていく。そうすると、自然に、周りの雑音にも一切乱されない強いメンタル＝自己コントロール力がついてくるのです。

でも、どうしたら彼らのように、自律神経のバランスを高いレベルで整えられるようになるのでしょうか？

それこそが、じつは本書の「極意」なのです。じつは、本書でご紹介させていただいたすべての極意のなかに、自律神経をハイレベルで整えるコツも、さりげなくちりばめているのです。

そして、この項でご紹介するその究極の極意のひとつは「呼吸」です。

現代人は呼吸が浅く早くなりがちだといわれますが、私のよく知るスーパー外科医たちも、企業のトップもアスリートも、超一流といわれる人ほど、もう見事なくらいその呼吸は深くゆったりと落ち着いています。たとえば、緊迫した外科手術の最中でも、時速300キロを超える二輪レースの最中でも、その深い呼吸が乱れることはありません。つまり、超一流の人は、深くゆったりとした呼吸がいかに自らのパフォーマンスを上げるために大切かを知っているのです。

それくらい超一流となるためのポイントとなる呼吸――、でも、それを実現するために、何も難しい呼吸法を試みる必要は一切ありません。具体的にいえば、**3〜4**

秒間でゆっくり鼻から吸って、6〜8秒間、口をすぼめてゆっくり吐く。いわゆる「1：2の呼吸法（ワン・ツーのこきゅうほう）」で、私がアスリートたちにも指導しているのも、基本はいつもこの呼吸法です。

1日に2〜3分間でもいいので、この呼吸法を意識する。また、何か不測の事態が起きてパニックになりそうになったとき、あるいは周りの人たちの無意味な雑音に心が乱されそうになったときも、この呼吸法を1回でもいいからやってみる。これが、1ミリの極意です。そうすれば、あなたの呼吸はだんだん深く落ち着いたものとなり、自律神経は整い、結果、超一流となるための自己コントロール力＝前へ進む力も自然についてくるはずです。

1ミリの極意

いたずらに空気を読まない。
深くゆったりとした呼吸を心がける。

5 超一流の人は、徒党を組まない

「出る杭は打たれる」という言葉がありますが、超一流の人は、そんなことも一切、気にしません。私の周りのスーパー外科医たちもそうですが、**もしも自分が出る杭だとしたら、もうとことん抜きん出る方向にまい進します。**

でも、それは、ある意味、非常に正しいリスク管理でもあるのです。

日本の社会ではとくに、男のジェラシーほど怖いものはないといわれます。だから、ビジネスマンの処世術として、突出したこと＝ジェラシーを買うようなことは極力しないこと、といわれたりもします。けれども、ちょっと出た杭なら、そんなジェラシーに叩かれて潰されてしまうかもしれませんが、もうぶっちぎって、突出して出てしまえば、人は案外、ジェラシーを感じるのも忘れて、「ああ、あの人はそういう人だから」と、すんなり認めてしまうもの。それが、超一流の人たちを見ていると、よくわかるのです。

また、超一流の人は、孤独も怖れません。ですから、ムダに徒党を組むこともありません。愚痴ばかり言い合ったり、おべっかを使い合うような関係の人からは、ほんとうに見事なほどの距離を置きます。

逆に、相手がどんな立場の人であろうと、自分よりも目上であろうと目下であろうと、一緒にいて自分が向上するための人、話していて元気が出てくるような人との付き合いは、どんなに忙しくても、律儀なほどに大事にします。

つまり、超一流の人は、慣れ合いの付き合いをしないのです。

徒党を組んだり、慣れ合いの付き合いをしたくなるというのは、ひとことでいえば、自分に力がなくて、誰かの力を借りたいと思っているからです。

けれども、そんなとき、**いくら徒党を組んでがんばっても、残念ながら、自分の力を伸ばすことはできません。**よくいわれる傷のなめ合いで、ストレスによって乱れた自律神経がますます乱れる不毛な時間がいたずらに過ぎていくばかり。そして、それは自分だけでなく、相手のためにも、何の利益にもならないのです。

ですから、超一流の人は、一見、クールなほどに、そういう付き合いを遠ざけます。そして、その時間を、自分の心と体を磨くために使います。すると、**悪い自律神**

経は悪い自律神経を呼び、いい自律神経はいい自律神経を呼ぶ――という法則通り、その人の周りには自然にいい自律神経の人だけが集まるようになるのです。

また、さらに申し上げると、**自律神経のバランスを乱す最たるもののひとつが、ジェラシーや怒り、あるいは妬みやそねみの感情**です。このことは、私の実験でも数値としてはっきり計測されています。人が、嫉妬の炎に燃えているとき、怒りや愚痴など、ネガティブな言葉を吐いているとき、その人の自律神経は一気に乱れ、血管は収縮し、血液はどんどん、どろどろの状態になっていきます。すると、内臓の機能は低下し、ホルモンのバランスも崩れ、肌や髪も瑞々しさをどんどん失っていく。つまり、嫉妬やネガティブな感情に満ちた付き合いは、その人の健康だけでなく、外見の美しさもどんどん醜く衰えさせてしまうのです。

つまりは、自分の身を守るためのはずの慣れ合いの付き合いが、じつは、自分の身を想像以上に滅ぼしていた――。私もこの驚くべき結果を見て、ますます慣れ合いの付き合いはやめようと意識するようになりました。

ですから、もしもあなたがいま、自分の力が足りなくてどうにかしたいと思っておられるとしたら、自分の周りに同じような人を求めて徒党を組むためにがんばるのではなく、自分の心と体を健やかに磨くために使う意識を持つことをおすすめしたいのです。

たとえば呼吸法でもいいでしょう。たとえば世の中のことがわかる新聞やニュースや本を読むこともいいでしょう。そうすれば、結局、慣れ合いの付き合いに時間をロスする何十倍もの効果が、あなたに返ってくるはずです。

つまり、徒党を組む努力を、自分磨きの努力に変えることを意識する、それがあなたを超一流の人へと導く、１ミリの極意なのです。

１ミリの極意

慣れ合いの付き合いはやめる。時間は自分の心と体を磨くために使う。

6

超一流の人は、「諦め力」がある

超一流の人は、現実を受け入れるのが早い。つまり、「諦め力」がある。それを改めて私に実感させてくれたのが、前述した日本最速ライダーである秋吉耕佑くんです。秋吉くんは2010年、2011年の全日本ロードレース選手権JSB1000クラスのチャンピオン。時速300キロを超えてコーナーを回るというまさに日本最速のライダーなのですが、2012年4月、最初のレースで転倒し、左足大腿骨骨折という大ケガを負ってしまったのです。普通だったら、今季は絶望。もしくはライダー生命も危うくなる——。そんななかでも、秋吉くんにはまったく悲壮感がないのです。鈴鹿のサーキットからヘリコプターで運ばれてきて、順天堂医院で緊急手術をおこなったのですが、手術後、病室を訪ねると、「先生、コケちゃいました」と、ニコニコ笑いながらそう言うのです。

でも、なぜ秋吉くんはそんなに明るくいられたのでしょうか？　それは、彼が、起きてしまったことに関しての見極めが早いから。つまり、現実を受け入れるのが早いからなのです。そして、いったん受け入れたら、もう**「ああしておけばよかった、こうしておけばよかった」というふうに、努力してもムダなことは一切、考えない。**しかも、その事故を誰のせいにもしない。すべては自分のせいだと、すっぱり諦められる。だから、秋吉くんは、そんな大事故にあっても、素早く気持ちを切り替えられたのです。

そして、それも超一流の人の、ひとつの条件だと私は思うのです。

私も以前はそうでしたが、人間というのは、すでに起きてしまったことをいつまでもぐじぐじと考えがちです。あるいは、その失敗や不運を誰かのせいにして、怒ったり、恨んだりする。けれども、よく考えてみると、それをして、ためになることは何ひとつない。むしろ、それがストレスになって自律神経が乱れ、体に不調を招いたり、正常な判断力を失ったり、ますます事態を悪くしてしまうのです。

だから、秋吉くんなのです。

秋吉くんは信じられないくらいの回復力で、復帰しました。普通は大腿骨を骨折したら1年はダメなところを、私が指導しているエクササイズや呼吸法をやって、４か月で復帰。しかも、いきなり2試合連続で優勝をはたしたのです。私もその折、初めて鈴鹿に秋吉くんのレースを見に行かせてもらったのですが、雨の中、時速300キロのスピードで走る様子を間近で見たときは、これまでさまざまなアスリートたちを指導させていただいてきた私もさすがに、これは人間のやるスポーツを超えている、人間技ではないなと、思わず目を疑ってしまいました。

けれども、そんなすごいレースをするにもかかわらず、試合前の彼は、まったく緊張していないのです。「あ、先生」とニコニコ手を振って、一緒に写真を撮ったり、まるでこれから遊びに行くかのようにのんびりリラックスしているのです。でも、ついにスタートとなったら、「じゃあ、行ってきます」と、一気に時速300キロで飛び出していく――。以前から彼の自律神経がハイレベルなことは知っていましたが、そのとき改めて超一流の人間の自律神経のすごさを実感したのでした。

そして、そのすごさの鍵が、「諦め力」なのです。**超一流の人は、諦め力があるから誰よりも早く前にも進めるのです。**

さらにいえば、その「諦め力」を磨く極意のひとつが、「人のせいにしないこと」なのです。人というのは面白いもので、自分に責任を持ってくると、いろんなことが不思議と早く吹っ切れる。けれども、多くの人はいま、自分に責任を負うのが嫌だから、人のせいにしたほうが楽だからと、何でもすぐに人のせいにしたり、環境のせいにする。それが、いま、日本から元気をなくしている原因のひとつではないか、と私は思うのです。

自律神経的に見ても、人のせいにしているとき、その人には絶対的にストレスがかかって、自律神経が乱れています。なぜなら、人の目は誤魔化せても、自分で自分に嘘はつききれないから。だから、**人のせいにすることは結局、健康にもよくないし、人生のパフォーマンスも下げてしまう――**。人のせいにしているとき、私たちは、楽になろうとしてじつは、苦しいほう、つらいほうへと進んで行ってしまっているのです。

ですから、もしもあなたがいま、健康でも仕事でもプライベートでも、何か不測の事態と直面しているとしたら、１分間でもいいから「起こったことはすべて自分の責任だ」と、自分で自分に言ってみてください。それが、あなたの自律神経を整え、諦め力を強め、心も体も明るく健やかに前に進める１ミリの極意となるはずです。

１ミリの極意

現実を早く受け入れる。
人や環境のせいにせず自分に責任を持つ。

7

超一流の人は、自分の弱点を武器に変える

超一流の人は、自分の弱点を強化して、自分の武器に変えようとします。それは、よくいわれる**「コンプレックスをバネにする」ということの、その先の発想**です。

たとえばプロ野球の選手を見ていても、「足は遅いのに盗塁すれば絶対に成功する」という人がいたりします。そして、その動きをよく見ていると、「自分は足が遅い、だからみんな警戒しない」というそのメリットを、最大限に生かしているのです。おそらくその人は、足が遅いという弱点をいちばんの武器に変えるため、相手チームの裏をかく技術を、徹底的に強化したのだと思います。

またそれは、外科医の世界でも同じです。たとえば、順天堂医院の小児外科・山高《やまたか》篤行《あつゆき》教授なども、その好例です。山高教授はその外科手術においては早くから「神の手」と称されるほどのすばらしい技術を持っていらしたのですが、たぶんご自身では

「抗生物質の使い方についてはちょっと弱いな」と思われていた。けれども、それから１〜２年後には、その道でもいちばんのスペシャリストになってしまっていたのです。

そういうふうに、超一流の人ほど、自分の得意分野だけでなく、弱点も強化して武器にしてしまう。**弱い部分に目をつぶるのではなくて、自分の弱い部分を冷静に判断して、そこから逃げるのではなくて突っ込んでいく——**。じつは、それが、超一流になる人と、そうでない人とを分ける、大きなポイントとなるのです。

よく「短所には目を向けず、長所を伸ばせばいい」などといったりしますが、目を向けないというのは、人間には無理なのです。逆に、目をそらそう、そらそうとすればするほど、自分のなかでその短所＝弱点は、どんどん大きくなってしまう。

でも、一度、自分の弱点を逃げずに冷静に見つめれば、そのことを過大に感じる気持ちも薄れるし、それほど怖くなくなります。そして、そこから自然に、それを強化する「道すじ」も見えてくるのです。

得意分野を伸ばすのは、そんなに難しいことではありません。ですから、短所＝弱点を強化できれば、そのときは自然に長所＝得意分野も伸びていて、結果、自分の総合力を格段に上げることができる——。超一流の人ほど、そのことがクリアに分かっているのです。

「梅檀《せんだん》は双葉より芳《かんば》し」、秀でた人は子供の頃から秀でているといいますが、じつは、私の見方は少し違います。もちろん、そういう人もいるでしょう。けれども、オリンピックの金メダリスト、あるいはヨガや武術の達人といわれる人もよく聞くと、子供の頃は非常に虚弱体質だったという人が、案外と多いのです。また、100歳に届かんくらいの長寿をまっとうした人でも、もともとは体が弱かったという人が、意外と多いのです。さらには、企業のトップやすぐれた科学者や芸術家でも、子供の頃は劣等生で――という人も、ほんとうに多いのです。そして、そういう人たちに共通していえるのが、自分の弱点を武器に変えて、結果、その**総合力を100%以上まで高め上げた**ということ。そして、そういう人こそ、最終的に超一流の人となりえる――。

そこが、たとえ天才でも必ずしも超一流にはなれない、というメカニズムなのです。

ちなみに、スポーツの世界でそれがわかりやすく見えるのが、たとえばフィギュアスケートです。たとえ最高難度のジャンプを決めても、それだけでは優勝はできない。最高得点をたたき出すのは、総合力を備えた選手。よくいわれることですが、浅田真央選手の復調も、鍵はそこにあったのだと私も思います。

ですから、もしあなたがいま、自分の短所にひどくコンプレックスを感じているとしたら、まずは**真っ白い紙に、自分の長所と短所を並列に書き出してみてください。**

じつはこの書き出すというのが、とても重要なのです。書き出すことによって、人は不思議と客観的になれ、大したことがないなと思えるようになるからです。そして、長所はひとまず置いておいて、あとはその短所を1個ずつ、1年なら1年と目標を決めてつぶしていくだけでいいのです。ただし、そのときのコツは、無理なくできることから始めること。たとえば朝が弱いなら、まずは1週間、毎日5分間だけ早く起きてみる。それでいいのです。それができると、自信となり、もっと大きなことができるようになるからです。つまり、どんなささいなことでも弱点をこつこつ強化していく。それが、あなたの心と体の総合力を上げ、超一流への道を進むための最高の1ミリなのです。

1ミリの極意

自分の長所と短所を書き出してみる。客観的に自分を見つめて弱点を強化していく

8 超一流の人は、自分が輝ける場所を探す

日本には、その道に一途な職人気質がよしとされる風潮があります。もちろん、いい意味での職人気質は、私も大好きです。けれども、そういう超一流の職人の方たちが、本当にその世界だけしか見ていないかというと、私は違うと思うのです。

職人でも、医師でも、研究者でも、ビジネスマンでも、超一流になればなるほど、たとえば絵を見たり、音楽を聴いたり、スポーツをたしなんだり、自分の専門分野以外の世界も広く探究しています。さらに、ひとつの仕事、ひとつの世界にやみくもに固執せず、自分が本当に輝ける場所を、こだわりのない目で探しています。

たとえば、iPS細胞でノーベル医学生理学賞を受賞された山中伸弥教授も、まさにその典型だと思います。山中教授はもちろんすばらしい才能に恵まれた方だと思いますが、同じ外科医の立場から見ると、あの方のいちばんの才能は、諦める才能――、

そして**自分が輝ける場所にこだわりなく移れた勇気**だと思うのです。

手術が苦手だから、外科医は諦めて基礎研究に移る。ひとことで言えば簡単ですが、同じ医師の立場から見ると、それはほんとうにものすごい勇気なのです。臨床医と比べると、収入が少なく、研究費の獲得も難しい。もしかしたら食べていくこともままならない。もちろん現在はかなり改善されてきていると思いますが、当時はほんとうに大変な環境だったはずです。でも、山中教授はこだわりなく、あるいは損得なしで、自分がここなら生き生きと輝けるという場所を選んだ。ですから私は、ほんとうにものすごい勇気であり、決断だと思うのです。そして、それがあるからこそ、あのようにすばらしい大輪の花を咲かせられたのだと思うのです。

　また、免疫力の研究でノーベル賞候補となっている、順天堂大学の奥村康《こう》教授も、そんな方のひとりです。自分はここではダメだなと思った瞬間に、しがみつくことなく、輝ける場所へと移っている。しかも、そのときに欲はないのです。

　私自身もそうですが、おそらく欲が出たら、なかなか職場は変えられないと思います。昨年テレビで『ＰＲＩＣＥＬＥＳＳ』というドラマをやっていましたが、そのなかでの中井貴一さんの台詞は、まさにそのことについて、考えさせられるものでした。問題のある社長に「本当はあなたが去るべきだ」というようなことを意見して、ぱっと会社を辞めてしまった。でも、そのとき、彼が家族に向かって言ったのは、「でも、辞めたけどすごく心がすがすがしい」。たぶんその言葉は、もしかしたら世の中の大半のビジネスマンがひそかに自分もそう言いたいと願っていることだと思います。

でも、だからといって、いますぐ会社を辞めてくださいと申し上げているのではありません。ただ、もしもあなたがいま、置かれた場所にいつづけなければいけないと思いこまされて、鬱々とした閉塞感に襲われているのだとしたら。自分の良さが全く出せず、日々、苦しみもあるならば。**自分が輝ける場所を探す努力をするのは決して悪いことではない、**むしろ超一流の人にとっては、それはごく当たり前のことなのだと、意識してほしいのです。

たとえば、タリーズコーヒージャパン創業者の松田公太さんもまさに、輝ける場所を追い求めた好例だと思います。高校時代の夢をかなえたいからと、まだ何も決まっていないときに銀行を退職した。そして1号店を出すならここがいいなと思った銀座のビルの向かいにある喫茶店に1か月近く毎日通って人通りを眺めていたら、あるときいつもそのビルに入っていく男性に気付き、「この人は誰だろう?」とたずねたら、そのビルのオーナーだった。そして、そこから1号店の話がどんどん進んでいったそうです。この話を聞いたとき、やはり、それこそが彼の「１ミリ」だったのだと私は感じました。**無欲に、子どものような素直さで自分が真に輝ける場所を追い求めた**からこそ彼は、自分の能力をさらに１００％以上引き出し、超一流へと至る扉を、その手で開けることができたのだ、と。

ですから、もしもあなたがいま、自分は輝けていないと感じているとしたら、一度冷静に、自分が置かれている場所を見つめ直してみるのは、とてもいいことだと思います。そしてその違和感がたんなる怠惰からくるのか、あるいはもっと根本的なことなのか、紙に書き出してみるのもいいでしょう。仕事、人間関係、さらには健康法もしかりです。とにかく、つねに自分が真に健やかに輝ける場所・方法を意識する。それがすべての1ミリです。そして、そこにはまさに、１ミリの罪悪感も遠慮も、一切、必要ないのです。

1ミリの極意

置かれた場所に仕方なくいるような選択はしない。己をより輝かせる場所を常に求める。

9 超一流の人は、ストレスを多角的に捉える

超一流の人は、ストレスを多角的に捉えます。

でも、そうでない人は、ストレスを一点集中して見つづけてしまいます。

たとえば、1個のお気に入りのカップがあったとします。でも、ある日、そのカップに小さな傷がついてしまった——。それがストレスです。

そのとき、超一流の人がそれをどう見るかといえば、**真正面からだけではなく、下から見たり、斜めから見たり、あるいは反対側からや上から見たりします。**そして、「あ、大したことないな、これなら修理に出せば使えるな」と判断する。あるいは、修理に出しても直せそうもない場合なら、ちょっとがっかりはするだろうけれども、「まあ、残念だけど、捨てるしかないな」と判断する。そして、新しいすてきなカップを探すほうへと、すっと気持ちを切り替えるのです。

けれども、そうでない人は、カップについてしまった傷を真正面から「嫌だな、嫌だな、嫌だな――」と、いつまでも延々と、嫌なことを見つづけてしまう。そんなとき、人は呼吸が止まっています。すると、嫌だなと思ったそのストレスによって乱れていた自律神経がさらに乱れ、ほんとうはそれほど大したこともない、たった1個のカップの傷＝ストレスだけで、ものすごく大変な心や体の不調まで招いてしまうのです。

これはじつは、恋愛のときでも同じです。

女性でも男性でも、周りから「そんな人、止めたほうがいいよ」と言われれば言われるほど、ダメ。そして、どんなに周りが、その人のダメなところを客観的に指摘しても、「でも、あの人にはこんなにいいところがある」という、その1点しか見ようとしない。これがよく言われる、「恋は盲目」という状態です。そして、私から見れば、自律神経が乱れて極端に視野が狭くなってしまっている状態です。しかも、そうなると、残念ながらその恋愛はだいたいにおいて、その人の心だけではなく体においても、とてもよくない結果をもたらしてしまうのです。

でも、そんなふうに視野が狭くなりがちな、自律神経が乱れがちな人でも、意識次第で必ず超一流のほうへと方向転換することができます。

その極意は、**「外から自分を見ること」**です。

それは実際に、超一流のスポーツ選手も、イメージトレーニングのなかに積極的に取り入れていることです。体育館なら体育館、その天井くらいの高さにもうひとりの自分を置いて、いま、いろいろなことに悩んだり、ストレスを感じている自分も周りの人のことも客観的に見てみる。するとすごく落ち着いて、本番でも100％以上の力を発揮できるようになる。たとえばスピードスケートのゴールドメダリストである清水宏保《ひろやす》さんも、現役時代はスタート前にはつねに自分を外から見るという意識を持っていた、だから落ち着いてスタートできたのだと言っています。

でも、なぜ外から自分を見ることが、そんなにも心を落ち着け、その実力を100％以上発揮させてくれる効果があるのでしょうか。

その鍵もじつは、**「多角的」＝「視野を広げる」**ということなのです。

もうひとりの自分をイメージして、自分を外から見るイメージをする。そうすると自然に、1点だけに集中していた視野が広がり、周りが見えるようになってきます。

もちろん、一足飛びに超一流の人たちのように、広く多角的な視野を持つことはできないかもしれません。けれども、たとえば仕事の合間でも、電車の待ち時間でも、ちょっと余裕があるときに、1日1回、ほんの30秒だけでもいいから外から自分を見ているイメージ＝意識を持つ。もちろん、ひどくストレスがかかったとき、嫌だなと思ったときに一瞬でもそれができれば、さらに最高です。

外から自分を見る、俯瞰《ふかん》する――、その意識を持った瞬間から、過度の緊張やストレスによって止まっていた呼吸は自然に、深くゆっくりとしたものに落ち着いてきます。つまり、これは、あなたの自律神経をより高いレベルで整え、健康な心と体にしてくれる極意のひとつでもあるのです。

1ミリの極意

外から自分を見て、周りを客観的に見る。多角的に現状を意識する習慣を身につける。

10
超一流の人は、いつでも自分のゾーンに入れる

まるで時間が止まっているように感じるほど、その場のすべてのことが細部までしっかりと見え、なおかつ、**心も体も自分のすべてのパフォーマンスが150%以上の能力で発揮**できている——。これが、外科医の世界でよく使われている「ゾーン」という状態です。

そして、たとえば昨年、天皇陛下の心臓バイパス手術を担当した順天堂大学の天野篤教授、あるいは日本最速ライダーの秋吉耕佑くんなど超一流の人は、いつでもそのゾーンにすっと入ることができます。

でも、それはなぜなのでしょうか。

そのひとつの鍵は、「自然や環境を自分の味方にできる力があるかどうかだ」と、私は思うのです。

たとえば、そのことをある意味、はっきり象徴しているなと感じたのが、昨年11月におこなわれた三井住友ＶＩＳＡ太平洋マスターズトーナメントでの石川遼選手のプレイです。とくに、悪天候のなかでの18番のセカンドショット。それは、久々の優勝がかかったまさに勝負のショットだったのですが、私は見ていて、彼は思った通り迷うことなく、普通の選手ならば考えないピンデッドを狙って打ちました。

一歩間違えると、池に落ちてしまう。そうすれば、バーディどころかダブルボギーを叩いて、2位の選手に抜かれてしまう。ほんとうに狭いスペースを狙った、なおかつ大変なプレッシャーもかかった難しいショットだったのですが、彼は迷わずそこを狙って打った。まさに胸がすくような見事な「ゾーンの一打」でした。プレッシャーがかかればかかるほど本当の意味でのバランスが取れる超一流のプレーヤー――、そのとき私は改めて、石川遼選手の卓越した自律神経のハイレベルさに脱帽したのでした。

でも、石川遼選手はなぜ、それほどの自律神経を持ちえることができたのでしょうか。もちろん彼の生来の素質もあると思います。けれども、それを大きく強く超一流にまで育てたのは、彼の「ものの考え方」だと私は感じるのです。そして、そのものの考え方が土台になって、**「自然や環境、プレッシャーまでも自分の味方にできる力」**

を獲得したのだと、私は思うのです。

しかも、そのものの考え方とは、たぶん、とてもシンプルなことです。不平不満を言わない。環境や人のせいにしない。言い訳をしない。感謝の思いを忘れない。さらにプレーヤーとしては、絶対に逃げずに攻めの姿勢に徹する――。彼のものの考え方を大雑把に集約すると、おそらく、これくらいシンプルなことだと思うのです。

けれども、それが、まさに1ミリの極意なのです。

自然や環境を味方につける強さ、多くの人に愛される彼の清々しさや魅力は、すべてそこから生まれてきた。そして、彼のゾーンに入る力も、きっとそこから生まれてきた――。私は、本当にそう思うのです。

ですから、もしもあなたがいま、プレッシャーに強い人、多くの人に愛される清々しい人、あるいは、いつでもゾーンに入れる超一流のほうへと変わりたいと願っているのであれば、まずは**不平不満を言わない意識**を持つことをおすすめしたいのです。

たとえば、人の悪口や不平不満を言ったらそのたびに貯金箱に罰金として1回につき100円ずつ入れていく。そうすると、1日に何回自分が不平不満を言ったか、誰かのせいにしたかが、はっきり目に見えて分かります。すると、人というものは面白いもので、自然と、どんどんそういうことを言わない意識のほうが強くなっていくのです。

この**１００円貯金はとても簡単ですが、自分を変えるためにも自律神経を整えるためにも、本当にいい方法**です。しかも毎日、ゲーム感覚でつづけていると、時間にも不思議と余裕が感じられてくるのです。じつは私もかつては毎日チャリンチャリンとやっていたので、その効果は保証付きです。

スーパー外科医たちもそうですが、超一流の人たちを見ていると、本当に人の悪口や愚痴を言いません。そんな暇があったら勉強する。前へ進む。だから彼らは、時間のコントロールにおいても、超一流なのです。

１ミリの極意

不平不満を言ったら罰金として貯金箱に１００円を入れる。

11 超一流の人は、謙虚である

超一流の人は、人に媚びません。「世渡り上手になるためには媚びることも必要だ」といわれたりしますが、超一流の人は、安易に媚びる道を選択しません。

たとえば、超一流といわれる整体師の方がいます。彼のところには、トップアスリートだけでなく、各界のトップの人たちもこぞって通っています。そして、そんな彼は、患者さんに絶対に媚びないのです。たとえどんな有名人だったとしても、自分の権威をかさにきたり、お金にものをいわすような横柄な人には、断固、治療を拒否するのです。けれども、その整体師の方は、決して傲慢なわけではないのです。話をさせていただくと、驚くほど謙虚で、人の話をよく聞く勉強家なのです。そのとき私は、なぜ、各界の超一流といわれる人たちが彼のところに通うのか、その理由がよく分かりました。整体の技術がすばらしいというだけでなく、彼はその人柄においても、やはり超一流の人物だったのです。

また、世間的には強面《こわもて》とされているある政治家の方も、その普段の姿は、ほんとうに謙虚で、驚かされます。私たち医師に対してもそうですが、自分の孫のような若い看護師さんに対しても細やかに心遣いをし、ことあるごとに「ありがとうございます」と、こちらが恐縮するほど丁寧にお礼を述べられるのです。しかもその人は、やはり自律神経のレベルが非常に高く、私よりも何十歳も年上でおられるのに、いまだにスポーツジムでは、１キロぐらいは軽く泳がれるのです。

あるいは、日本でもっとも成功した若手企業家のひとりだといわれる人も、やはりこちらが恐縮するぐらい、謙虚な方です。決して多弁ではなく、むしろ自分のほうからはあまり話さない。つねに穏やかな笑みを絶やさず、相手の話に素直に耳を傾ける。まさに聞き上手なのです。ですから、その人に会った人はみな、彼に対して心地よい清々しい印象を受けて、目上の人は彼を引きたてたくなるし、目下の人は彼についていきたいと自然に思ってしまうのです。

そんなふうに、どんな分野においても、超一流の人ほど、謙虚であることが共通しています。また、聞き上手であることも共通しています。やみくもに自分の話をすることは決してなく、どんなときでもまずは人の話を聞く――。それは、まさに清々しくエレガントな超一流の社交術でもあると思います。

しかも、先程も述べたように、**謙虚であることは、面白いくらいに心と体の健康＝自律神経にもいい影響をもたらす**のです。

人の話を聞かないで自分のことばかりをまくし立てているとき、その人の呼吸は浅く早くなっています。すると、一気に、自律神経のバランスは乱れ、血管は収縮し、血液はどろどろになります。さらに、心の余裕はなくなり、その人の印象はますます粗野で、感じの悪いものとなってしまいます。

けれども、謙虚に人の話をよく聞こうと意識すると、その人の呼吸は自然に深くゆったりと落ち着いてきます。すると、自律神経のバランスが高くなり、質のいい血液が細胞のすみずみにまでいくようになる。しかも、心にも余裕ができ、その人の印象はエレガントな、気品のあるものになってくるのです。

ですから、「謙虚」というのは、人生の幸せや成功というだけでなく、心と体の健康においても、非常に大切な「極意」なのです。そして、調子がいいときほど、この謙虚さを意識することは、もっとも大切になります。

心や体、あるいは人生において調子が悪いとき、人は、案外と簡単に謙虚な気持ちに立ち戻れます。けれども、何もかも上手くいっているとき、ついうっかりそれを忘れてしまう。そして、ついには大きな病気や失敗を招いてしまうのです。

ですから、調子の悪いときはもちろんですが、調子のいいときほど、１日１回でもいいから「謙虚」と自分に語りかけることを意識する。それが、あなたの心と体を、ひいてはその人生を、気高く、エレガントに変える１ミリの極意なのです。

１ミリの極意

立場や年齢をこえて常に誰に対しても感謝する。心の余裕が自律神経のバランスを高くする。

12 超一流の人は、自分だけでなく人も愛する

超一流の人は、自分を正しく愛しています。けれども、同時に、他人を愛することにも全力を傾けます。よく、「自分を愛せなければ、人も愛せない」「自分が幸せでなければ、人を幸せにできない」などと、いわれます。もちろん、それも真理です。ですから、自分を愛すること、大事にすること――、それは、健康においても人生の成功においても、もちろん必要不可欠なことだと私は思います。

けれども、自分だけで止まるのでは、やはり超一流にはなれないのです。

超一流の人ほど、人への感謝や恩義を忘れません。

そういうと、いかにも古くさい言葉のように感じるかもしれませんが、じつは**感謝や恩義の心こそ、超一流になるために欠かせないキーワード**なのです。

たとえば、超一流のアーティストがいます。その人は、自分がまだ無名時代に優し

くしてくれた人への恩義を忘れず、いつまでも大切にしています。そして彼は、どんなに世界的な名声を得ても、天狗になることなく、ますます超一流の道を歩んでいるのです。

けれども、そこそこ認められたり、仕事で成功したものの、ある時点で、自分の修業時代や苦労時代を支えてくれた人たちへの感謝や恩義を忘れてしまった人。そういう人は必ず、健康やら仕事やら人間関係やらで、大きなつまずきに見舞われてしまう――。それは極論ではなく、事実なのです。

でも、人間とは弱いもので、日常の雑事に追われていると、ついうっかり感謝や恩義の心を忘れてしまうのも、事実です。

ですから私は、一度、Ａ４ぐらいの真っ白い紙に、**「恩人リスト」**を作ることを、おすすめしたいのです。

これまでの人生を振り返って、お世話になった人を、順にリストアップしていく。

たとえば、あなたをこの世に誕生させてくれた両親から始まって、恩師、友人、先輩――、そうやって書き出しながら、一度、自分の来し方を顧みることは、本当に、あなたの心に思った以上のいい効果を与えてくれるからです。

なぜなら、自分を客観的に顧みるということはやはり、自律神経を整えるためには非常にプラスになるからです。

もし、あなたがいま、幸せならば、恩人リストを書き出すことによって、「ああ、この人たちのお蔭で、いまの私はこんなにも幸せになれたんだなあ」と、ますます幸せ感が増し、感謝の気持ちも大きくなるでしょう。

また、もしもあなたがいま、心や体や人生が、かなり調子の悪いときであったとしても、恩人リストを書き出すことによって、「ああ、あのときは、いまよりすごく大変だったけど、この人のお蔭で乗り越えられた」、あるいは、「いまはちょっと大変だけど、あのときは、この人たちのお蔭ですごく楽しかった」というふうに、ふっと、明るいほうへ意識が向き、自ずと、いま、ここに生きていることへの感謝の気持ちが湧いてくるからです。

人は、幸せや感謝の思いに心を向けているとき、自然に、呼吸が深く安定していきます。ですから、恩人リストは、それを書き出すという意識だけでも、あなたの心と体に非常にいい効果をもたらしてくれる、究極の1ミリというわけなのです。

けれども、さらにもう一歩、超一流の道へと進むのであれば、うっかり不義理をしていた人に、お礼の手紙を書いたり、電話をして食事に誘うなどのアクションを意識できれば最高です。

超一流の人は、感謝や恩義を示すのも、後手に回ることはありません。たとえば私が出会ったスーパー外科医たちも、人に感謝の気持ちを表すことに対しては、本当にマメで素早いのです。ですから私もそれに倣って、いつでもお礼状が出せるように、研究室のデスクにはつねに、葉書、便箋、封筒、切手を常備しています。

そしてそれが、最初にも述べた通り、**「超一流の人は他人を愛することにも全力を傾ける」**ということ――。しかも、超一流の人は、潔いほど、見返りを求めません。自分は他人を愛することに全力を傾けても、自分自身がもっともっと他人から愛されたいとか、よく思われたいとか、そういうちっぽけな気持ちは毛頭ない。でもだからこそ、ますます人に愛され、人が集まって来る――。それが、超一流の人の大きさ＝境地なのです。

１ミリの極意

人生の恩人リストを作る。
感謝の思いに心を向けているとき呼吸は安定する。

13 超一流の人は、体重管理を怠らない

超一流の体調管理のためのもっとも簡単なコツは、体重です。

近年、体温の管理が注目を集めていますが、私は、体温よりも体重のほうがより重要かつ身近な目安となると思っています。体温は高いほうが、たしかに癌になりにくいというデータがあります。けれども一方では、長生きをしたければ体温は下げておいたほうがいいというデータもあります。そんなふうに、**体温というのは一概に、高いほうがいい低いほうがいいとは判断できない**。しかも、体温管理というのは、医師ではない一般の人にはなかなか難しいのです。

けれども、体重管理というのは、比較的簡単です。しかも、体重は、体重計に乗りさえすれば、本当に一瞬で、客観的に数字として示されます。たとえば、たった3日の間に、以前より3キロも増えてしまった。そうすると「あ、不摂生がたたってる

な」とか、そういうことが、客観的に数字として理解することができるのです。つまり、体重計に乗る行為というのは、日常の生活のなかで唯一、「そのときの自分の状態」を冷静に数字で見極められる一瞬でもあるわけなのです。

ですから、毎日1回、体重計に乗ること。そして、プラスマイナス2キロを目安に、自分の体重を管理すること。それが、あなたのコンディションをはかる、本当にいちばんの目安となります。

たとえば81歳を超えられてもなお、颯爽とした姿を維持しておられる高倉健さんも、そのドキュメンタリーを拝見していると、体重については厳しく管理をされていると語っておられました。しかも、高倉健さんはいまも映画の撮影中は自分の出番以外のときでも、待ち時間の間でも、ほとんど椅子に座られることなく、立って臨まれておられるそうです。そんなふうに、高倉健さんは、精神力、体力ともに、まさに、超一流の健康管理の達人のおひとりだと思うのですが、そんな高倉さんでもやはり体重を目安にされておられるのだと、テレビのドキュメンタリーを拝見しながら、非常に感銘を受けたのでした。

ですから、あなたがもし、まずは健康管理において超一流の達人を目指されるのなら、そのスタートは、「毎日1回、体重計に乗ること」です。そして、毎日、計測していくなかで、もしも1週間に2キロ以上増えてしまったとしたら、それはやっぱり、食べ過ぎか運動不足、あるいは不規則な生活やストレスなどによる自律神経の乱れによって、腸や肝臓などの内臓の働きが鈍り、体の新陳代謝が乱れてしまっているサインです。

また、ダイエットをしている人は別として、1週間で2キロ以上急激に痩せてしまったとしたら、やはりそれは、どこかで体の不調が起こっているサイン。ただちに健康チェックを受けてください。

そうすれば、ほとんどのことは、未然に防げるはずです。

また、毎日、体重を通して「そのときの自分の体の状態」を客観的に見つめることは、心の健康においても、本当にプラスとなります。なぜなら**体重とは、最初にも申し上げた通り、あなたの体だけでなく、食生活を含めたあなたのいまの仕事ぶりや生活ぶりのすべてを客観的に映し出してくれる鏡**でもあるからです。

けれども、もちろん神経質になり過ぎる必要はありません。毎日何グラム増えた減ったというのではなく、1週間、1か月単位で、プラスマイナス2キロのなかで体重管理=生活管理をする。それでもう十分、大丈夫です。

ちなみに、ダイエットでいえば、炭水化物を抜くダイエットは、医学的に見ると、あまりすすめられません。美容の世界では、炭水化物を抜くと、いったんは痩せても結局、脂肪が燃えない体になって逆効果だというふうにいわれていますが、それだけではないのです。炭水化物を抜くと、体のなかで必要な栄養素を吸収するために必要なグリコーゲンがなくなるので、それを補おうとするために肝臓に急激な負担がかかり、最終的には慢性の肝炎のような状態になってしまうからです。「〜抜き」「〜ばかり食べ」という極端なダイエットよりも、**バランスのよい食事と適度な運動、さらには自律神経を整え、内臓の働きを高め、細胞の新陳代謝を高める**こと、それが何より安全かつ効果的なダイエット法であることも、ぜひ意識していただきたいと願っています。

1ミリの極意

毎日体重計に乗る。プラスマイナス2キロを目安に自分のコンディションをキープする。

14

超一流の人は、日記を活用する

超一流の人は、日記を活用します。

なぜなら、超一流の人は、日記をつけるという行為が、「どれだけ自分を客観的に見るために有効な手段であるか」ということをクリアに理解しているからです。

1日の終わりに、短い日記をつける。

あるいは、翌日でもいいから、前日の自分を客観的に振り返って、短い日記をつける。

その時間は、かかってもせいぜい5分から10分。でも、それこそが最終的にはあなたを超一流か、そうではないかに分けるくらい、本当に貴重な5分であり10分なのです。

でも、なぜ日記がそれほど大切なのでしょうか。

まずは、**「手書きで、文章を書く」**ということの効果があります。パソコンやケイタイなど、キーボードによる文章ではなく、自分の手で文字を、文章を書く。それは、あなたが思っている以上に、あなたの**自律神経を整え、あなたの心まで冷静に落ち着かせてくれます。**

さらに、その日の自分を思い出して顧みるという行為は、**脳の老化防止**にもなります。年を重ねると、あるいは、あまりにも多忙だと、その日の朝に食べたものさえ、うっかり忘れてしまう――。そんな経験は、誰もがあるのではないでしょうか。でもそんなときでも、毎日、日記をつけるという行為によって、その日にあった出来事を思い出すことをこつこつ訓練すれば、脳の記憶を思い出す力も、日々、鍛えることができる、というわけなのです。

しかしながら、最初にも申し上げた通り、日記をつけるという行為の最大の効果は、「自分を客観的に見ることができる」ということです。

また、それこそが、本書のテーマでもある、超一流と、そうでない人との、大きな違いなのです。超一流の人は本当に、さまざまな方法で自分を客観的に見る時間を作ります。そのなかで、どんどんどんどん自分を客観的に見る能力に長けていく――。その結果、つねに謙虚でいられるし、勉強家でもいられるし、ストレスも多角的に捉えられる。また、最高のリスク管理ができるようになるし、心も体も最高のパフォーマンスができる――。ですから極論を言えば、**「自分を客観的に見る能力に長ける」ということが、超一流になるための必要不可欠な条件**なのだと、私は思うのです。

そして、そのなかでも、日記というのは本当に最高に手軽かつ有効なツールのひとつです。さらに、私なりに研究を重ねた結果、その日の夜でもいいですが、翌日の、たとえば仕事のティーブレイクのときに日記をつけることも、その効果をより高めるのではないかと思います。

その日の自分をその夜に書こうとしても、まだ記憶が生々しすぎて、なかなか客観的になりにくい。けれども、いったん眠って起きて、翌日の午後のひとときでも、ふっと時間が空いたときに、顧みてみると、案外と簡単に客観視できます。しかも、昨日はすごく重大なことだと思えたようなことも、翌日になると案外とそうでもないなと思えたり、あるいはその逆に、昨日は大したことがないなと思ったことが、意外に強い印象で自分のなかに残っていたりする。そういうふうに、よいことも悪いことも、感動することも悲しいことも、本当に自分にとってインパクトのあることだけを、簡潔に整理することができる。だから私自身も最近は、日記は翌日の午後につけるようにしています。

さらに、日記のつけ方のコツとしては、**まずは失敗したことなど、自分の反省点を書く**。そして**最後に、その一日のなかでもっとも感動したこと、嬉しかったことなど、希望がわくようなよいことを書く**。この順番は、案外とコツになります。なぜなら、まずは反省し、起こった悪いことはすべて自分のせいだと潔く諦める。でも、そのなかからプラスのよいものもあったことを再確認すると、その失敗や反省が、すーっと自然に、前に進む推進力に変わってくる。それこそがまさに、いわゆる「諦め力」が、「前へ進む力」へと変わる瞬間なのです——。

というわけで、これもまた、あなたの心と体を超一流の人へと鍛えてくれる、本当に手軽かつ簡単な「１ミリ」です。日々、７行程度の日記をコツコツつける、それだけであなたの「客観力」は、知らないうちに鍛えられていくはずだからです。

１ミリの極意

自分の手で文字を書くと自律神経が整う。日記を書いて自分を客観視する。

15 超一流の人は、感情の切り替えが早い

意外に思われるかもしれませんが、超一流の人は、往々にして、喜怒哀楽が激しいように見えることがあります。

たとえば、私のよく知っているスーパー外科医のひとりも、あまりにもやる気のない学生に対して、まさに瞬間湯沸かし器のようにわっと叱責したかと思えば、次の瞬間にはもうケロリとして、まるで別人のように淡々と穏やかに指導をつづけていたりします。そして、それは、スポーツの世界においてもビジネスの世界においても、超一流の人と接するとき、案外と、よく目にする光景なのです。

けれども、それは「超一流の人は自律神経のレベルが高く、だからつねに平常心でいられる――」という、これまでの私の説に矛盾するのではないか？ そう疑問に思う人も、おられるかもしれません。

しかしながら、じつは、そうではないのです。

一見、喜怒哀楽が激しいと思われる超一流の人の自律神経を測定してみると、わーっと叱責しているときでも、ケロリとしているときでも、その自律神経には、ほとんど乱れがないのです。つまり、それをもっと分かりやすくいえば、超一流の人は、**自分の感情の切り替えが早い＝自分の感情をコントロールするのが上手い**、ということなのです。

小さな子供を想い浮かべてみてください。子供は大人に比べると、人間の生理的な摂理によって副交感神経の働きが非常に高い。ですから、感情の切り替えも、やっぱりとても早いのです。さっきまで、わんわん泣いていたのに、次の瞬間にはもう笑っている――。つまり、そんな子どものような切り替えの早さを、超一流の人たちは体得しているのです。

感情を引きずらない。

いつまでも、ネチネチ、クヨクヨしない。

つねに、自分の感情を上手にコントロールできている――。

それは、「諦め力」と共に、本当にすばらしい能力です。

でも、なぜ超一流の人は、自分の感情をそこまで上手くコントロールできるようになれたのでしょうか。

それも、すべてを**人や環境のせいにしないこと＝「自己消化力」**だと私は思うのです。たとえば、さまざまな悪条件が重なった大変な手術に、万が一でも、失敗したとする。周りのみんなは、それは執刀した外科医のせいではないと、心底分かっている。けれども、超一流の外科医になればなるほど、それでもすべての責任は自分にあると、一切、言い訳も弁明もしない。その積み重ねによって、彼の自律神経はますます鍛えられ、つねに感情をコントロールできるまでになったのだと思うのです。

それが、よくいわれる「さすが、修羅場を経験した人は器が大きい。何事にも動じない強さがある」ということなのです。

ですから、超一流の人をよく見ていると、怒り方、叱り方も非常に上手い人が多いと思います。

なかでも、私が本当にこの人たちはすばらしいと感動したのは、留学先のアイルランドとイギリスで出会った大学病院の教授たちの叱り方でした。

彼らは、医師としてもまさに超一流の技術と見識を持っておられましたが、人の叱り方においても、本当に超一流でした。

絶対に、人前では叱らない。叱るときは必ず別室に呼んで、穏やかに端的に、その人のどこが悪かったのかと指導する。そのとき、彼らは一切、声を荒げることもないのです。もちろん、わっと怒って、さっと忘れる――。そういうタイプの怒り方も、ある意味、非常にチャーミングですし、カリスマ性も生まれると思います。

けれども、さらにその先は、やはり、私が留学先で出会った教授陣ではないかと思うのです。**自己満足の世界＝交感神経**では決して叱らない。つねに、**客観的な見地＝副交感神経**で叱る――。そのときの、彼らの、威厳に満ちた、しかし優しく穏やかな表情と口調は、いまでも私の目に、耳に、鮮やかに残っています。

そして、そんな彼らの姿を思い出すたび、私自身も、感情をコントロールする達人になるための究極の１ミリ、すべてを人のせいにしないということを改めて意識する＝心に誓うのです。

１ミリの極意

子どものように感情を引きずらない。自分の感情を早く切り替える癖をつける。

16

超一流の人は、自分にだけ厳しい

自分にも他人にも厳しい人は、一流の人。

けれども、超一流の人は、自分にだけ厳しい。本当に、超一流といわれる人ほど、その厳しさを自分自身に対してだけ向けています。

なぜなら、彼らにとって、他人は関係ないからです。すべての成功も失敗も、すべては自分の責任と考えているからです。

でも、こう言うと、「そんなストイックな境地にはとてもなれないな、精神的にきつそうだな」と思われるかもしれないですが、じつは、むしろその逆なのです。

どんなことも自分の責任だと思えば、他人に対しての恨みつらみがない分、むしろ、ストレスがないのです。

逆に、「相手があしたから、自分は失敗したんだ」と思うと、その相手に対する恨みつらみや憎しみなどのネガティブな感情がさらにストレスになる。ですから、他人のせいにする人は、何かよくないことや失敗したときには、そのストレスが2倍、3倍となってしまう。そして、自律神経がますます乱れ、心と体の健康も、人生のパフォーマンスもますます下げてしまう――、というわけなのです。

そして、このメカニズムさえ意識すれば、すべてを人のせいにしない＝自分にだけ厳しくすることが、むしろ、あなたの心と体にとってはメリットばかりであることがお分かりいただけると思います。

たとえば、還暦を過ぎてなお日本のトップアーティストとして活躍をつづけておられる矢沢永吉さんも、自分にだけ厳しいという、その典型だと思います。すでに多くの方がご存じのことだと思いますが、矢沢永吉さんはかつて信頼していた人間に横領をされたことにより、何十億円という莫大な負債を抱えられました。けれども矢沢永吉さんは、「自分でチェックしていれば横領もされなかったわけだから、自分が悪い」とすべての責任を負い、愚痴も文句も一切いわず、十数年かけてそのすべてを見事に完済されたのです。アーティストとしてももちろん超一流だと思いますが、そのことも、まさに矢沢永吉さんという人の超一流の真価だと、私も心から感動しました。

また、矢沢永吉さんは、自分が有能だと認めた人は、有名無名問わず、しがらみやジャンルなども一切気にせずに、積極的に起用・抜擢したり、自分から交流を持とうとされることでも知られています。

つまり、矢沢永吉さんはやはり、本当の意味で、自分にだけ厳しく、人に優しいのです。

しかも、面白いことに、それは、他の超一流といわれる人も、まったく同じです。

たとえば、歌舞伎の名優・坂東玉三郎さんも、周りが驚くほど大胆に、まったく無名の人たちを起用・抜擢をされることで知られています。

また、ビジネスの世界でいえば、若くして成功を収めたIT起業家の代表格のひとりである、株式会社サイバーエージェントのCEOである藤田晋《すすむ》さんも、年功序列の常識を覆し、若い人材を積極的に責任あるポジションに登用することで、ますますその事業を成功へと導いていています。

そして、そんな人たちの心のなかを推察すると、やはり、**「自分にだけ厳しく、人に優しい」**という生き方が、おのずと見えてくるのです。もちろんその心のなかには、私などには計り知れないプレッシャーや葛藤はあると思います。けれどもその心と体のなかは、明るくシンプルに澄みきっている。おそらく、小春日の青空のように、あたたかく大きく、シンプルに澄みきっている――。私には、そんなふうに見えるのです。

もちろん、今日からすぐにその境地になるというのは、なかなか難しいことだと思います。だからこそやはり、先に申し上げた「100円貯金」が、本当に1ミリの極意になると思います。

人のせいにしたら100円。愚痴を言ったら100円。さらにそうやってこつこつ貯金箱に貯めたお金を社会貢献や寄付金に使ったら、本当にもうそれはあなたの心と体をすっきり、シンプルにクリアにリセットしてくれる最高の1ミリになる——。私は、そう確信しています。

1ミリの極意

どんなことも自分の責任だと思えば、かえってストレスがなくなる。

第2章
超一流の人の感情の基本

17 超一流の人は、感覚的である

超一流の人は、どんな分野の人でも、感性が優れていると思います。

なかでも、**自然に対する感性が、非常に高い。**

仕事に追われる多忙な生活のなかにあっても、四季折々の風の香りを感じられる瑞々しい感性を持たれていたことがはっきりと分かります。

けれども、そんな感性は、一見、肉体の健康や人生の成功とはまったく無縁のことのようにも思えます。しかしながら、それは本当に大事なことなのです。なぜならそれは、「その人の自律神経が高いレベルで整っている」ということの、ひとつの証明になるからです。

自律神経のバランスが高いレベルで整ってくると、細胞のすみずみにまで質のいい血液が流れ、腸や肝臓などのすべての内臓の働きがよくなるだけではなく、約60兆個

ある肉体細胞のすべてがいきいきと蘇ってくる――ということは、これまでもお話しさせていただいた通りです。そして、そうするとやはり、視覚・聴覚・嗅覚・触覚・味覚という、いわゆる「五感」も、どんどん研ぎ澄まされてくるのです。

たとえば、それがよく分かるのが、アウトドアスポーツのゴルフです。絶好調のときのタイガー・ウッズや石川遼選手を見ていると、風の香りを感じているというだけでなく、まさに自然と同化しているように感じます。

あるいは、日本最速のロードレーサーの秋吉耕佑くんも、そうです。どんな悪天候のなかでも、その自然に逆らわず、自然と一体となっています。

あるいは、レジェンドサーファーと呼ばれるような、超一流のプロサーファーも、信じられないくらいの高さの波に乗りながら、ゆったりと波と同化していて、まるでその波の上で瞑想しているかのように感じてしまうのです。

よく、「集中すると、周りの匂いも何も感じなくなる」といいますが、それはじつは、超一流の集中、いわゆる「ゾーンの集中」ではありません。先程から述べている通り、超一流の人たちは、どんな緊張する場面にあっても、五感＝自然と同化する感性が、非常に高いレベルで働いている――。つまりはそれが、「超一流の人は感覚的である」ということなのです。

ですから、もしもあなたが、超一流の人のような鋭い感覚＝高い感性を身につけたいと願うなら、まずは、自然に対する感性を磨くこと。しかもそれは、今日からすぐにでもできる、とてもシンプルで簡単なことの積み重ねで可能なのです。

朝、家を出るとき、一瞬でもいいから、空を仰いで、風の香りに意識を向ける。あるいは、夜、家に帰る道すがら、「ああ、疲れた」とトボトボ歩くだけではなく、一瞬でもいいから、空を仰いで、風の香りに意識を向ける——。

本当に、これだけでいいのです。

そうすると、たとえあなたの自律神経がいま、さまざまなストレスによって乱れて、五感が鈍くなっていたとしても、きっと、何かを感じられるはずです。たとえば、「あ、ほのかに沈丁花の香りがするからもうすぐ春がくるんだな」、あるいは「金《きん》木犀《もくせい》の香りがする、ああ、もう秋だな」というふうに、意識していなかったときには、まったく気づかなかった四季の香りが、本当に、どんどん感じられるようになってくるのです。

そして、それが、「1ミリの極意」です。もっといえば、これこそが、あなたの自律神経のレベルを高め、ひいてはあなたの感性を、非常に高いものに変えてくれる、究極の第一歩＝1ミリの極意なのです。

感覚的であるということは、超一流の人になるための条件というだけでなく、人生を豊かに美しく彩りあるものにも変えてくれます。

その仕事の能力だけでなく、すべてにおいて魅力があって優雅で趣がある人に対して、日本では昔から「風韻がある人」とか「風雅な人」とか、あるいは「風流な人」などといって称えてきました。そして、そのすべてに「風」の字が使われていることを思うとき、私は改めて、古の人たちのこの世界の真理を見抜く鋭い感性に感動してしまうのです。

やはり、「風」なのです。自律神経的な見地からいっても、「風を感じる」ことが、あなたを風韻ある人に変えてくれる、本当に最高の１ミリなのです。

１ミリの極意

五感を研ぎ澄まし自然を感じることを習慣にする。
風を感じる自分を意識する。

18

超一流の人は、表面的な賛辞に心を動かさない

超一流の人は、人と付き合うときも、決しておべっかを使わない。それは、先程も申し上げた通りです。

さらに、超一流の人は、自分に対してのおべっかもあまり好みません。もっといえば、超一流の人は、他の人からの表面的な賛辞にも、自惚《うぬぼ》れたり、有頂天に舞い上がったりすることはないのです。

なぜなら、**超一流の人は相手の本心を見抜く力がある**からです。先程も申し上げた通り、超一流の人はつねに相手の話にじっくり耳を傾ける、人の話をよく聞く姿勢ができているので、それが本当に心のこもった言葉なのか、あるいは表面的な浮ついた言葉なのか、その吟味が一瞬でできるからなのです。

そしてもうひとつは、超一流の人は謙虚に自分のことを見つめているので、人から

の表面的な賛辞やお世辞は、まったく必要としていないのです。

ですから、超一流の人は総じて、自分に対しても人に対しても、いいことばかりは言いません。超一流の人は、自分の言葉に厳しく責任を持っていますので、**本当のこと、あるいは本当にできることしか、口にしない**のです。これが、**有言実行**です。

けれども、そうでない人は、えてして大風呂敷を広げたがる、自分に対しても人に対しても、できないことまで「できる」と、勢いで言ってしまいがちです。いわゆる有言不実行です。

そして、それは、やっぱり自律神経の乱れなのです。

さまざまなストレスや過労から、交感神経が高くなり過ぎて、心のコントロール、抑制ができなくなってしまっている。たとえば、普段はちゃんとしている人でも、周りが「なぜ、あの人まで？」と驚くような失言をしたりするのも、やっぱり自律神経の乱れからくることがほとんどなのです。

では、どうしたら、表面的な賛辞に振り回されない、さらには自分に対しても人に対しても有言実行ができる、超一流の人になれるのでしょうか。

その極意の１ミリは、「自分から話さない」ということだと私は思うのです。昔から「雄弁は銀、沈黙は金」と言われるように、静かに黙って相手の話をじっくり聞くというのは、自律神経的見地からいっても、本当にすばらしい効果があります。なぜなら、雄弁に早口でペラペラ話をしているとき人は呼吸が浅く早くなりますが、静かに黙っているときは、自然に呼吸がゆっくり深くなるからです。すると、自律神経が高いレベルで整ってきて、心と体のパフォーマンスも上がり、結果、周りの人を惹きつける威厳や気品のある雰囲気も生まれてくる——。ですから、重要な会議や会食であればあるほど、自分から口火を切らない。まずは相手の話を聞く。会食であれば、お箸をつけるのも最後にすれば最高です。さらに、もしも自分が話さなければいけないときは、とにかく徹底して「ゆっくり」を意識する。それが、あなたを超一流に変える、最高の社交術であり、最善の1ミリなのです。

とはいえ、超一流の人が、「褒めること、褒められること」まで嫌いかといえば、まったくそうではありません。むしろ、超一流の人は、おうおうにして、とても褒め上手ですし、褒められ上手でもあります。

それも、やはり同じ理由です。

超一流の人は、人の本質を見抜くので、他の人が見逃してしまうようなその人の小さないいところまで見つけ出しますし、それを嘘のない言葉で褒めることに全力を傾けるからです。さらに、人の話をよく聞くので、相手が心から褒めてくれたことには、それがたとえ素朴で拙《つたな》い褒め言葉であったとしても、子どものように無邪気に「ありがとう」と言える、素直かつ謙虚な感謝の心で受け取れるからです。

ですから、**超一流の人は、褒められた自分だけでなく、自分を褒めてくれたその相手の自律神経まで一緒に引き上げ、高めてしまうのです。**褒めても褒められても清々しく心地いい。そんな超一流の人が増えれば、日本はきっと元気になれる。そのためのキーワードはやはり「沈黙は金」＝人の話をよく聞くこと。そしてそれこそが中身のない甘い誘いや言葉につい惑わされ騙される、いわゆる残念な人が陥りがちな「もっともっと褒められたい症候群」からも脱する、極意の1ミリだと、私は思うのです。

1ミリの極意

自分に対しても他人に対しても、過度に賛辞しない。
自分にも他人にも有言実行を基本とする。

19 超一流の人は、整理がいい

「超一流の人は、記憶力がいい」と、いわれます。けれども、それは私から見れば、少し違います。超一流の人はたんに「記憶力がいい」のではなくて、「整理がいい」のです。だから、超一流の人は、**必要なときに必要な記憶が、人一倍、迅速に引き出せる**のです。

たとえば、私のよく知っているある企業家の方は、名刺の整理も本当に見事です。大企業のトップですから、その日常はおそらく私の想像以上に多忙でしょうし、日々、多くの人と名刺交換もされているはずです。けれどもその方に久々にお会いすると、「先生とは、○○年の○月○日に○○でお会いしましたね」と、挨拶してくださるのです。さすがに驚いてその記憶力の理由をお訊ねすると、その方は、人からもらった名刺にはその都度、いつどこで会ったかをきちんとメモして整理されているのだそうです。

その話をうかがったとき、私は改めて、超一流の人の「整理のよさ」に、本当に頭が下がりました。以来、私もその方に倣《なら》って、いただいた名刺の裏には、必ずその方にお会いした日付をメモするようにしています。でも、「名刺」というのは、ごく些細なことではないか。それを整理したからといって、その人の記憶力を高めるのに、本当にそれほど効果があるものだろうかと、疑問に思われる方もおられるかもしれません。

けれども、そこが極意の1ミリなのです。

「一事が万事」、あるいは「ワン・オブ・ゼム」という言葉もある通り、名刺がきちんと整理できている人は、他のすべてにおいても、しっかり整理ができているのです。

さらにいえば、記憶力を高めることのみならず、他でもない「整理整頓」こそ、その人の自律神経を高いレベルで整え、心と体のパフォーマンスを最大限に引き出せるようになる、すなわちその人のすべてを超一流のほうへと向け変える、究極の1ミリでもあると、私は思うのです。

ですから、たとえば私のよく知るスーパー外科医たちも、本当に、すべてにおいてその整理整頓が徹底しています。研究室のデスク、資料の整理はもちろんですが、手術室に入っても、まず彼らは、すべての器具を、あるべきところにきちんと美しく整理されているかを確認します。たとえば、メスの1本さえ、ちょっとでも歪んで並べてあることは、彼らにとっては許されないことなのです。

でも、そんなことが本当に、それほど心と体のパフォーマンスを高めるために大切なこととは思えない――。そう訝しく思われる方もおられるかもしれません。けれども、じつは、それこそが本当に、超一流の人が超一流になれた、極意中の極意なのです。なぜなら、物の整理、部屋の整理――、それらがきちんとできる人は、おのずと、自らの心の整理＝心と体をベストな方向に整えていくこともできるようになるのです。だから、たとえば超一流のビジネスマンが、「仕事の効率を上げるためには、まずは机の上をきれいに片付けろ」ということを言ったり、自己啓発の本のなかでは、「運をよくするためには、まずは部屋を掃除しなさい」と書いてあったりするのです。

ですから、もしもあなたがいまから、自分の心と体を超一流のほうへと向け変えたいと思っていらっしゃるなら、部屋の掃除、なかでも、クローゼットと靴箱の片付け・整理をされることをおすすめします。なぜなら、**クローゼットと靴箱は、毎朝、あなたの心の状態＝自律神経に、まさにダイレクトに影響する**からです。クローゼットのなかが、不必要なものであふれてごちゃごちゃになっていると、朝、着替えようとするたびに、必要なものがなかなか引っ張り出せない。それは時間をロスするというだけでなく、あなたの自律神経もどんどん乱してしまいます。靴箱も同じです。

けれども、もしもクローゼットと靴箱が、本当に必要なものだけできちんと整理され、ひと目で何がどこにあるかが分かれば、朝の時間はそれだけで、ぐんと快適で気持ちのいいものに変わります。すると、当然、あなたの自律神経は整い、その**1日の心と体のパフォーマンスがどんどん充実していきます。**しかも、もちろん外見的にもお洒落に美しく整ってきます。そして、人というものは不思議なもので、それができれば自然と、他の片付け・整理整頓もできるようになってくるのです——。ですから、とにかくまずはクローゼットと靴箱から、不要なものを思いきって処分すること。つねに必要なものだけがある状態にすることを意識すること。それが、あなたを変える極意の１ミリなのです。

１ミリの極意

机、クローゼット、靴箱を整理する。朝の時間を快適にし自律神経を整える。

20 超一流の人は、他者を差別しない

超一流の人は、他者を差別しない。

それは、まさしくその通りです。

そして、なぜそうできるかといえば、やはりそれは自律神経が高いレベルで整っている、すなわち心に余裕があるからだと、私は思うのです。

とかく人を差別したり、偏見で捉えてしまう人をよく観察していると、その人の自律神経は、案の定、非常に乱れています。ですから、すべてにおいて余裕がなくなり、「他者を差別する」、あるいは「自分より下に見る」ことで、安易な安心や優越感を得ようとしてしまうのです。そして、それがもっとひどくなると、自律神経が乱れた者同士で集まって、他者への蔑視や差別の言い合い大会になる――。それは見ているだけで、自律神経が乱れてしまうような、本当に残念な光景です。

けれども、超一流の人になればなるほど、それがどんなに自らの心と体の健康を損ね、自らの人生のパフォーマンスまで落としてしまう馬鹿げたことかをクリアに分かっています。もっといえば、**超一流の人には他者を「下に見る」という感覚すらない**のです。

私がそのことを最初に痛感したのが、アイルランドとイギリスの大学病院に留学したときでした。多くの方がご存じの通り、アイルランドという国は、いまだに複雑な宗教・民族問題を抱えておりますし、イギリスもまた、日本以上に、深刻な人種差別や階級差別の問題を抱えています。けれども、そんななかにあっても、私が出会った大学病院の教授たちには、一切、人種差別がないのです。私の同僚には、中国、インド、アフリカなど――、本当にさまざまな国のさまざまな民族、人種、宗教の留学生がいたのですが、そのどんな人に対しても、見事なほどに平等に指導にあたってくれるのです。

そして、そのすべてにゆったりと余裕がある、気高く紳士的な姿勢は、まさに感動的ですらありました――。

日本でも昔から、「医は仁術《じんじゅつ》なり」といわれてきました。それはつまり、「医とは、人を救う博愛の道である」ということです。私も順天堂大学の学生であった頃から、その言葉を折に触れて、意識するようにはしてきました。けれども、まさに24時間、365日、「医は仁術なり」という言葉の精神＝スピリットを体現しているかのような教授陣を見て、私は自分の意識がまだまだ甘かったことを、改めて痛感させられたのです。

けれども、もちろんそれは、医師に限ったことではありません。

先にも申し上げた通り、どんな分野の人であっても、自律神経が高いレベルで整っている超一流の人ほど、他人を偏見やしがらみで差別せず、その人の本質的な能力だけを見つめて判断・評価します。そしてそれは、その人の胸がすくような潔さであり、心が洗われるような気高さの元にもなっているのです。

しかも、その潔さ、気高さは、世界共通のもの。世界中のどんな国のどんな宗教の人々をも、激しく感動させるものでもあるのです。

ですから、もしもあなたが、超一流の人としての道を歩みたいと願っておられるのなら、ぜひとも「他者を差別しないという意識を持つこと」をおすすめしたいと思います。とはいえ、一足飛びに超一流の次元まで到達するのは、なかなか難しいかもしれません。とりわけ自分に余裕がないとき、人はおうおうにして、他者を偏見で捉えたり、下に見たいという欲求に負けてしまうからです。

だから、やはり、まずは自律神経を整える意識をすることです。無意識のうちにも、ふっと他者への差別的な発言をしたい気持ちが起こったら、「あ、自分はいま、自律神経が乱れているんだな、余裕がないんだな」と一瞬でもいいから意識して、先述した**「１：２の呼吸法」**をやってみる。あるいは、日記をつけたり、クローゼットを片付けたり、**「１００円貯金」**をするのもいいでしょう。すると、だんだん他者を差別することがいかに「百害あって一利なし」かということに気づいてくる。自分の体だけではなくその魂までをも汚し、人生を貶めることだということに気づいてくる。そのうえで、毎日一瞬でもいいからコツコツと、差別から仁＝博愛のスピリットのほうに自分の意識を変えていく――。それが、あなたを超一流の品格ある人に変える１ミリの極意。さらにそれは、あなたの心と健康、ひいてはその人生にも、絶対的な余裕をもたらしてくれる１ミリでもあるのです。

１ミリの極意

仁＝博愛のスピリットに意識を変える。安易な安心や優越感を得ようとしない。

21 超一流の人は、あらゆる場面で師を見出す

超一流の人は、すぐれた師を持っています。

けれどもそれは、ひとりに限ったことではありません。

超一流の人は、人生のあらゆる場面で、その折々に、師を見出します。

たとえば、「あ、この人は、発言の仕方が、とても説得力があって感じがいいな」と思ったら、その人を、自分の発言の師とする。あるいは、「あ、この人は、挨拶も含めて、人への接し方が、本当に爽やかで魅力的だな」と感じたら、その人を、人との接し方についての師とする——。

しかも、超一流の人はそのときに、**相手の年齢や性別、肩書きなどは、まったく頓着しない**のです。相手が小さな子供であろうと、自分よりもはるかに年下の無名の若者であろうと、「あ、いいな、見倣いたいな」と思ったら、素直に頭を垂れて、その

人に倣おうとするのです。

そして、その柔軟さ、素直さこそが、超一流の人の極意なのです。

そこが、超一流の人の心と体の若さ――、ひいては、いつまでも進化創造しつづけられる心と肉体の若さの元になっているのです。

日本には、「実るほど頭を垂れる稲穂かな」というすてきな言葉がありますが、まさにそれは真理の言葉だと思います。しかも、この言葉には、よくいわれている「謙虚であれ」という意味だけでなく、「どんな人にも頭を垂れて、その人から見倣えるものを見出す姿勢こそが、あなたをより大きくし、ひいてはよりよい人生の実りをもたらすのだよ」という、「謙虚」からさらに一歩進んだ深い真理まで含んでいるように、私は思うのです。

ですから、自分の人生のなかで、どれだけたくさんの「師」に出会えるか、それこそが、あなたの人生をより大きく、豊かにできるかどうかの極意なのです。

けれども、いきなりいろんな人を「師」と思えといわれても、なかなか難しいかもしれません。あるいは、「師」という言葉に、抵抗を感じる人もおられるかもしれません。

でも、それでもきっと、「憧れの人」、あるいは「目標の人」、英語でいうところの自分のロールモデルを見つけることなら、いまからすぐにでもできるはずです。

それは、実際に出会った人でなくてもいいのです。歴史上の人物でもいいのです。その人の生き方、たたずまい、ものの考え方、あるいは外見でも何でも、「あ、いいな、自分もこうなりたいな」と憧れる、あなたにとっての超一流の人に出会ったら、1日に1回でもいいから、その人をわくわく意識する。

それが、あなたを超一流のほうへと導いてくれる、極意の1ミリです。

なぜなら、**「胸がわくわくするほど憧れる」という意識も、あなたの自律神経を整え、心と体を若く柔軟にし、前へ進む原動力になってくれる**からです。

たとえば、超一流のスポーツ選手に話を聞いても、ほとんどの人が、子供の頃から自分にとっての憧れのヒーローを持っています。そして、そのヒーローに憧れる力を、前へ進む原動力としてきた結果、厳しい練習に耐え、研鑽を重ねて、超一流へと成長したのです。

また、素直に誰かに憧れられる。あるいは、いろいろな人のよさを謙虚に師として見倣える――。そういう人は、人一倍、人生のチャンスも呼び寄せます。

ここに、肉体においても頭脳においても、同じような素質、能力を持っている人が、ふたりいるとします。

ひとりは、謙虚にいろいろな人のよいところを倣える人。

ひとりは、自分がいちばんだと、人を下に見る人。

そして、どちらがより人生のチャンスを呼び寄せるかといえば、やはり、前者です。なぜなら、**いろいろな人のよいところを謙虚に見倣える人は、おのずと、いろいろなよい人が寄ってきて、助けて、引き上げてくれる**からです。

自分に自信を持つことは、もちろん大事です。それも超一流の条件だと思います。けれども、もっと大事なのは、いかにいろいろな人のなかに師を見出せるかどうか――。

ですから私も、これまで出会ったさまざまにすぐれた師＝人たちを自分の宝として、折に触れ、その人たちに倣うことを意識するようにしています。

１ミリの極意

人生のなかで一人でも多くの「師」を見つける。

素直に誰かに憧れる心が人生のチャンスを呼び込む。

22 超一流の人は、ケチを恥とする

超一流の人は、せこいことや、ケチであることを、とても恥とします。

たとえば、経済的な面でいえば、そこそこ生活には困らないくらいのレベルの人が、ふたりいたとします。そして、そんなふたりがある日、自分たちよりははるかに経済的に豊かなある起業家を、食事に誘ったとします。

ひとりは、それでも自分が誘ったのだからと、自分で払おうとします。

ひとりは、お金のあるほうが当然だと、一切、払うそぶりも見せない。

もちろんその起業家は、どちらの人の場合でも最初から自分のほうが払う気でいたのですが、それでも、前者と後者、それぞれから受ける印象は、まったく違ってしまった。つまり、その起業家が、人柄だけではなく、仕事においても超一流になれるという可能性を感じたのは、平気でおごられることを恥とする前者のほうだったので

郵便はがき

おそれいりますが切手をおはりください。

160-8565

〈受取人〉

東京都新宿区大京町22-1

株式会社 ポプラ社

編集局一般書 行

お名前 （フリガナ）

ご住所 〒

TEL

e-mail

記入日付 年 月 日

ご愛読ありがとうございます。

読者カード

●ご購入作品名

[　　　　　　　　　　　　　　　　　　　　]

●この本をどこでお知りになりましたか?

[　　　　　　　　　　　　　　　　　　　　]

年齢　　歳　　　　性別　男・女

ご職業　1.学生(大・高・中・小・その他)　2.会社員　3.公務員　4.教員　5.会社経営　6.自営業　7.主婦　8.その他(　　　)

●ご意見、ご感想などありましたら、是非お聞かせください。

●ご感想を広告等、書籍のPRに使わせていただいてもよろしいですか?

(実名で可・匿名で可・不可)

●このハガキに記載していただいたあなたの個人情報(住所・氏名・電話番号・メールアドレスなど)宛に、今後ポプラ社がご案内やアンケートのお願いをお送りさせていただいてよろしいでしょうか。なお、ご記入がない場合は「いいえ」と判断させていただきます。

(はい・いいえ)

●ご協力ありがとうございました。今後の参考にさせていただきます。

す。

もちろん私は、経済的に余裕がないときまで、無謀に人におごってくださいと申し上げているのではありません。私が、このエピソードから申し上げたいのは、精神的にケチであったり、せこくあったりすることが、どんなにその人を、超一流に至る道から遠ざけてしまうか、ということなのです。

普段は浪費やムダ遣いをすることもなく、つつましく倹約していても、**本当の意味で、自分も人も生かす潔いお金の使い方**ができる人のことを、「あの人は生き金を使える」というふうに称したりしますが、超一流の人になればなるほど、本当に見事なほどに、**「生き金」**を使いこなしています。自分だけでなく、社会や人のためにこそお金を遣うことを心がけているのはもちろんですが、プライベートでも、食事に行っても、ゴルフに行っても、誰よりも先に、さっとみんなのぶんまで会計を済ませてしまう。そのスマートさは、まさに超一流です。ですから私もそれに倣って、「次は自分が――」となんとか、その人たちの先を越そうとするのですが、そうすると、さらにその先を越されてしまう。挙げ句の果てには、誰がいちばん先に払うかの競争となり、その場はますます清々しく爽やかで、愉快で心地よいものになるのです。

もちろん、超一流の人が、恥とするのは、金銭的なせこさ、ケチさだけではありません。彼らは、自分の知識や技術においても、ケチなこと、せこいことを、一切、しないのです。

たとえば、私の知るスーパー外科医たちもそうですが、起業家でも、アーティストでも、アスリートでも、超一流になればなるほど、後輩に何かを訊ねられたら、自分の知識や技術を惜しみなく与え、指導します。つまり、彼らの意識のなかには、よくいわれる **「出る杭は打つ」という発想がない** のです。むしろ、**彼らのなかにあるのは、「出る杭は、もっともっと伸ばしてあげよう」という意識** なのです。

でも、それはなぜなのでしょうか。

それはやはり、彼らが自分の道＝生き方に対して一切、ブレないこと、さらにはそこからおのずと生まれる、心と体の「余裕」からくるものだと私は思うのです。

つまり、超一流の人は、他人と競争していないのです。彼らがつねに意識しているのは、自分が設定した自分なりのゴール＝高みなのです。だから、人におごってあげて、人が自分より得をするのが嫌だとか、人に教えてあげて人が自分より成功するのが腹立たしいとか、そういう感覚が、一切、湧いてこないのです。

逆に、人がケチになったり、せこくなったりするのは、その人の生き方がブレていて、心にも体にも余裕がなくなっているからです。だから、つねに周りを意識して、周りと無意味な競争をしようとする。だから、何とか人より得をしたい、優位に立ちたいと、そんなに困っていなくても平気で人におごられようとしたり、自分より出る杭は何が何でも打とうとしてしまうのです。

ですから、もしもあなたがいま、心も体も超一流の余裕をもつ人のほうへと進みたいと願っておられるなら、とにかくお金だけでなくケチをやめること。その鍵はやはり自律神経です。うっかりケチケチ心が出たり、出る杭を打とうとしてしまったとき、ゆっくり１回深呼吸することを意識する。そうすれば、あなたの乱れた自律神経は整い、心のブレも修正されてくる。それが、あなたの心と体をスマートで清々しい大人物に変える、１ミリの極意なのです。

１ミリの極意

金銭的も精神的にもケチをしない。
出る杭は、打つものではなくもっと伸ばすものである。

第3章

超一流の人の行動の基本

23 超一流の人は、読書家である

どんな分野の人であっても、超一流の人は、毎朝、欠かさず新聞に目を通します。新聞だけでなく、本や小説、雑誌なども、本当に驚くほどよく読んでいます。私が留学先で出会った大学病院の教授たちも、新聞はもちろんのこと、世界史、文学、美術、政治、経済などなど、さまざまなジャンルについて驚くほど精通していました。

でも、それはなぜなのでしょうか。

それは、彼ら超一流の人は、**「最新の一般常識、あるいはこの世界のしくみを知るということが、いかにすべてにおいて重要か」**ということをクリアに分かっているからです。

たとえば私は医師ですが、私の専門である腸や自律神経と、政治や経済の流れは、一見、あまり関係がないように思います。けれども、じつはそうではないのです。政治や経済、あるいは環境問題や文化的なトピックス、それらすべてを含めたいまの世の中の流れ、あるいは最低限いま何が起きているのかを知っているのといないのとでは、医師としての仕事の充実度や進歩も、まったく違ってくるのです。

そしてそれは、最初に申し上げた通り、どんな分野の人においても同じです。ですから、私の出会った超一流の人たちは、自分の専門分野だけにこだわらず、つねに世界のさまざまなことについて、積極的にアンテナを張りめぐらし、勉強をつづけているのです。

しかも面白いもので、そうやって勉強をして得た「知識の糧」が、その人たちの自律神経のトータルパワー＝心と体の余裕まで、ますます上げていくのです。

おそらく、そのメカニズムを分かりやすくご説明するには、ふたつのバケツをイメージしていただくのが、いちばんいいのではないでしょうか。

ひとつのバケツには、それまでに溜めた水がなみなみと入っています。

もうひとつのバケツにも半分くらいの水が入っているのですが、そこへ、ちょろちょろではあるけれど、新しい水を入れていきます。

すると、当然、新しい水を入れていくバケツのほうが、だんだんその中身の水の総量が多くなります。しかも、やがていっぱいになった水は、バケツからあふれ出し、それによってバケツのなかはつねにフレッシュで澄んだ水が淀まずに循環していくということになる。一方、新しい水を入れないバケツのなかの水は、どんどん淀み、さらには蒸発して空っぽになってしまう――。

そう、もうお分かりですね。

これが、最初の水＝自分の専門だけでなく、新しい水＝「世界についてのさまざまな知識の糧」を積極的に取り入れつづける超一流の人と、そうでない人との、**自律神経のトータルパワー＝心と体の余裕の差**です。しかも、超一流の人になればなるほどつねに、いろいろなところから水を汲んできます。その結果、ますます自律神経を整え、心と体のパフォーマンスのすべてを上げていく――。つまり、バケツに水を注ぎつづける意識＝新たな知識の糧を得るための勉強＝読書というのは、あなたが思っている以上に、本当にとても重要なことなのです。

でも、いきなり超一流の人のような知識の総量を得ようとするのは、なかなか難しいと思います。ですから、まずは毎朝5分間でもいいから、新聞にさっと目を通すこと。さらには、1日1個でもいいから雑誌のコラムなど、いま流行っているものについてのニュースをちょっと読んでみること。あるいは、書店に寄って、いま流行っている本をちょっと手にとってみることを意識する――。それが、極意の1ミリです。

たとえ、ちょろちょろとした流れでも、汲みつづけてさえいれば、やがてバケツの水はいっぱいになります。そして、その差は歴然です。

この世界についての新たな知識を得ること、さらにその知識の総量を増やしていくことは、あなたの心と体の余裕を作ってくれるだけでなく、その会話力も磨いてくれます。さらには、立ち居振る舞いも、たたずまいも、仕草のひとつひとつまで変えてくれます。ですから、「あ、調子が悪いな、自律神経が乱れているな」と思ったときほど、何でもいいから、新たな知識を得るための読書を意識する。その効果は本当に、あなたが考えている以上に、すばらしいものなのです。

1ミリの極意

「知識の糧」が、自律神経のトータルパワーを上げる。常に新しいことを知ろうと行動する。

24 超一流の人は、時間をコントロールする

超一流の人は、時間に振り回されるのではなく、時間をコントロールします。

「忙中閑《かん》あり」という言葉がありますが、超一流の人は、どれだけ忙しいなかにあっても、まさに閑＝心の余裕をもっているのです。

傍から見ると、ものすごいハードスケジュールをこなしながらも、その動きは、あくまでゆったりとしている。しかも、その仕事のスピードもクオリティも、せかせか、バタバタしている人よりも、はるかにすぐれている――。そして、それこそが、超一流の人が、時間に振り回されず、むしろその逆で、時間をコントロールしていることの証明なのです。

1日は24時間であることは、誰もが知っています。

そして、それは誰もが平等に与えられているものだと思っています。

けれども、超一流と、そうでない人とでは、じつは1日の時間は違うのです。超一流の人は、そうでない人よりも、1日の時間がはるかに長いのです。

なぜなら、超一流の人は、同じ1日を何倍にもしてフル活用できる、いわゆる「時間コントロール術」が、クリアに分かっているからです。けれども、いきなり一足飛びに、超一流の時間コントロール術を身につけるということは、なかなか難しいことだと思います。

ですから、まずは、1日1個でもいいから、その日、自分がやると決めたことを、手帳に書き、そしてその日のうちにやり遂げること。それはどんな些細なことでもかまいません。朝、10分早く起きて、新聞を読む。あるいは、お世話になった人にお礼状を出す。あるいは、デスクの引き出しをひとつ整理する。また、すごく余力のある人なら、朝、ジムで30分泳いでから会社に行くという決めごとでもいいでしょう――。本当にどんな些細な簡単なことでもいいから、その日、自分がやると決めたことは、必ずその日のうちにやり遂げること。さらに、そのやり遂げたことを、日記に「今日は○○ができた」と書いて、確認すること。なぜなら、人は、文字にして確認することで初めて本当の自信と達成感を覚えるからです。

そして、そんな日々の小さな自信と達成感をこつこつ積み重ねていくことで、あなたの1日にできることは、自然に、どんどん増えていきます。さらにその結果、あなたの1日は、どんどん長く充実したものとなっていく——。つまりは、これこそが、極意の1ミリなのです。

人間というのは面白いもので、「今日は必ずこれをやる」と自分から意識すると、それをやるために、自然に、ムダな時間を省こうとします。

たとえば、予定していた会議や打ち合わせなどが急に流れて、ちょっと時間が空いた。そんなとき、自分の決めごとを意識している人は、その空いた時間を、すぐにその決めごとを達成するために使います。手帳を見て、「あ、ちょうどいい、お礼状が書けるな」とか「デスクの引き出しが整理できるな」というふうに、ふっと空いた時間もフル活用する。だから、その人は、時間のムダ＝ロスがないのです。

けれども、何の決めごともなく、たんに与えられた仕事をこなすことだけを意識している人は、どんどんムダな時間が増えていきます。予定外にふっと時間が空いても、その日の自分の決めごとのイメージがないので、結局、その時間をいたずらにロスしてしまうのです。

そう、もうお分かりですね。

超一流の人の1日がそうでない人に比べてはるかに長いという「秘密」は、時間をムダにすることが、ほとんどないからなのです。そして、それこそが、超一流の人の時間コントロール術の「極意」なのです。ですから、**ムダな時間を減らしていけば、あなたも時間コントロールの達人に必ずなれる**のです。

けれども、私は別に休みなく動きつづけろと申し上げているのではありません。ちょっと疲れたなと思った日は、「集中して休む」ということを決めごとにしても、もちろんいいのです。そのときは、集中して休むことこそが時間のフル活用になっているからです。

とにかく、どんな小さなことでもいいので、その日の決めごとを日々、こつこつと達成していくこと。それによって、ムダな時間を減らしていくこと。それが、あなたを時間コントロールの達人へと導いてくれる、最善の1ミリなのです。

1ミリの極意

1日をフルに有効活用する。
人の何倍も行動し時間を一切無駄にしない。

25 超一流の人は、人のやらないことをやる

超一流の人は、スペシャリストです。

しかも、人のやらないことをやります。

私が研修医時代に外科の恩師から言われたのも、**「ひとつでもいいから誰にも負けないという自分の十八番を持て。そのためには、とくに人のやらないことをやれ」**ということでした。そして、それから三十年近くを経て、その言葉はまさに超一流になるための「極意」であったことに、いまさらながらに気づかされるのです。

本当に、超一流の人を知れば知るほど、彼らがいかに人のやらないことを意識して、そこでスペシャリストになられたかが、よく分かります。

たとえば、たびたび例に挙げさせていただく、ノーベル医学生理学賞を受賞された山中伸弥教授も、まさにそのおひとりだと、私は思います。すでにご存じの通り、山

中伸弥教授は、それまで難病治療・再生医療研究の主流であったＥＳ細胞ではなく、当時はまだほとんど研究する人のいなかったｉＰＳ細胞に注目し、その研究成果によってノーベル医学生理学賞を受賞されました。ここであまり専門的すぎる医学的な説明をするのは避けますが、ひらたくいえば、ＥＳ細胞は、それを作るプロセスにおいて、その人とは違う個体の受精卵を必要とするため、「ヒトはいつヒトになるのか？」という倫理的な問題が懸念されていました。けれども、ｉＰＳ細胞のほうは、もともとその人の細胞を使って作るので、ＥＳ細胞のような倫理的な問題からは解放されるのです。もちろん、ＥＳ細胞が悪い、ｉＰＳ細胞がよいということは、現段階で、一概に判断できるものではありません。それぞれに可能性があると私も思います。けれども、テレビのインタビューなどを拝見していても、山中教授は本当に真面目で真摯な方です。ですから、おそらく医学の倫理についてもとことん考えられ、その結果、発想的にいえばまったく逆の作り方でアプローチするｉＰＳ細胞のほうに進まれたのではないのだろうか、と私などからも推察させていただくのです。

よく、「超一流の人は、大器晩成である」と言われます。

しかし、それは厳密に言えば、少し違います。

超一流の人は、人のやらないことをやる、つまり未開拓の地に自ら道を作っていこうとするために、おうおうにして、人よりもかなり時間がかかったりする、だから傍から見れば、大器晩成に見えるのではないか、と私は思うのです。

教育システムの影響もあるのでしょうか、日本人の多くはいま、「みんなと同じがいい」、あるいは「みんなと同じでなければいけない」というような発想をしがちです。

けれども、超一流の人は、そうではありません。たとえば、ベンチャービジネスの世界でいえば、家政婦派遣業の大手である株式会社ベアーズの高橋健志社長も、当時、大規模展開できるビジネスになるはずがないと、誰も目をつけていなかった家政婦派遣業というものに目をつけ、起業されました。また、宅配ピザの大手チェーンとして有名なピザーラ（株式会社フォーシーズ）の浅野秀則会長も、同じです。浅野さんは、スティーブン・スピルバーグ監督の名作『E.T.』を見ていたとき、主人公の家族が宅配ピザを頼んでいるシーンを見て、「あ、これをやると面白いのではないか」と、当時、日本ではほとんど知られていなかった宅配ピザをやろうと発想されたといいます。1982年公開の映画『E.T.』は、私もリアルタイムで映画館で見ましたが、もちろん宅配ピザに目をつけることなど思いもよりませんでした。いま見直してみても、それは本当に何気ないシーンですから、浅野さんの目のつけどころはやはり超一流だったのだと、あらためて感心してしまいます。

とはいえ、いまからすぐに人がやらないことに目をつけたり、そのスペシャリストになるのは、なかなか難しい——。

でも、これならいますぐにでもできるはずです。

真っ白な紙に、自分が好きなこと、興味があること、面白いと思うこと、得意なことを、一度、箇条書きにしてみる。そこから、とくに他の人がやらない、あるいはやりたがらないことをリストアップして、そのなかのひとつでも「やろう」と意識する。それが、あなたを超一流のスペシャリストへと変えてくれる極意の1ミリです。

またそのときに、**人は違って当たり前、心でも肉体でも健康状態においても、みんなと同じでなければならないことなど何ひとつない**のだということも、どうか堂々と意識していただければと思います。

1ミリの極意

誰にも負けない未開拓の地を目指す。

自分で自分の道をつくり繋いでいく。

26 超一流の人は、ピンチをチャンスに変える

超一流の人は、ピンチをチャンスに変えます。

たとえば、いまなお日本中のプロ野球ファンから不世出のスーパースターとして敬愛されている長嶋茂雄さんや王貞治さんも、その現役時代は、誰よりもピンチをチャンスに変える、まさに超一流の偉大な選手でした。さらにおふたりは後年それぞれに大病という大ピンチに見舞われましたが、それによってますます人としての総合力を高めておられます。

でも、なぜ超一流の人は、ピンチをチャンスに変えられるのでしょうか。それは、彼らが、**「チャンスとピンチは紙一重である」**ということをクリアに分かっているからだと、私は思うのです。

もっといえば、**「ピンチというのは、じつは最大のチャンスでもある」**ということ

を、超一流の人ほど、クリアに意識しているからです。

そして、よくよく考えてみると、誰にとっても、ピンチというのはじつは最大のチャンスであることが、分かります。なぜなら、人というのは、ピンチになってみて初めて「それまでとは違うものの見方ができるから」なのです。そして、そこで初めて、「その人の新しい可能性が引き出されてくるから」なのです。

たとえば、外科医でも、ピンチに陥れば陥るほど、その能力はどんどん進化向上します。なぜなら、すべて思い通りにいっているときにはつい見過ごしてしまうものが、ピンチになればなるほど、ふっと見えてくるからです。

ストレスのところでもお話ししましたが、**同じ一点を見つめているだけでは、その人が超一流の良い方向に変わることは、なかなか難しい**と、私は思います。

たとえば、ある人はいま、毎日、とくにストレスも感じず、心も体もとくにピンチを感じることもなく、すごく大満足ではないけれど、それほど不満足でもないという日々を送られているとします。もちろんそれはそれで平穏ですばらしいことですが、そうすると、その人のものの見方が決定的に変わることは、なかなかない。ですからやはり、その人の新しい可能性が引き出されるチャンスも、なかなか来ないと思うのです。

けれども、心でも体でも人生でも、何かすごいピンチに立たされたとしたら、その人はそれを乗り越えるために否が応でもそれまでのものの見方を変えることを迫られます。これまで一点しか見ていなくて八方塞がりになってしまった。じゃあ、上から見たら、あるいは下から、向こうから見たらどうだろうと、ジタバタしながらでもやってみる。そして、結果、その人のなかに眠っていた新しい可能性が思いがけず引き出されてくる。

そう、これがピンチをチャンスに変えるメカニズムなのです。

さらにいえば、超一流の人は、このメカニズムをクリアに分かっているので、やみくもにジタバタすることもありません。「よし、これは自分の新しい可能性を引き出すチャンスだ」と、そのピンチを客観的に受け止めて、さらにゆっくり落ち着いてそれまでの自分のものの見方を変えるように意識する。

だから、超一流の人ほど、失敗やピンチを糧にできるのです。

ですから、あなたがピンチをチャンスに変える超一流のほうへと変わるためには、まずは、**「ピンチとは、自分のものの見方を変えるチャンスだ」「自分の新たな可能性を引き出すチャンスだ」という意識を持つ**ことを、おすすめします。

そして、それこそが極意の1ミリです。

何か失敗したり、アクシデントが起こった直後は、やっぱりいつものようにジタバタしてしまった――。最初はそれでも構いません。でも、そんなときでも、ちょっと落ち着いたら、「あ、そうだ、これは自分のものの見方を変えるチャンスだ」と意識する。そして真っ白な紙に、そのアクシデントや失敗したことを「ゆっくり」簡潔に書き、さらにその失敗やアクシデントがなぜ起こったのか、思いついた理由を「ゆっくり」箇条書きにして、それを「ゆっくり」眺めてみる。そうやって、手で文字を書き、その文字を「ゆっくり」眺めることによって、自律神経はますます安定してきますから、それまでぎゅっと狭くなっていた視野が広がり、違う理由＝視点も開けてくるのです。

つまり、これこそが失敗を失敗だけで終わらせないで、自分の糧にする極意の1ミリです。だから、超一流の人たちは、誰よりも多くの失敗を糧にしてきた人たちなのです。

1ミリの極意

ピンチのときにこそ見えてくるものを見逃さない。
八方塞がりになったら上下左右から自分を見つめる。

27 超一流の人は、自分は失敗する人間だと意識している

超一流の人は、つねに自分は失敗する人間だと意識しています。

けれども、そうでない人は、つねに自分は失敗しない人間だと考えようとします。

こういうと、超一流の人のほうが悲観的で、そうでない人のほうが楽観的なように感じるかもしれません。でも、じつは、まったく逆なのです。

そしてこの違いこそが、超一流の人とそうでない人の差。その「リスク管理能力の差」になるのです。

人は、どういうときに失敗をするのか。

それをよくよく整理してみると、意外なことにたった5パターンしかありません。
①体調が悪いとき。②自信がないとき。③環境が悪いとき。④余裕がないとき。⑤突然、想定外のことが起こったとき。

人が失敗するのは、本当に、たったこの5つのときしかないのです。

そして、超一流の人は、この5つのパターンのことをクリアに理解して、それに対しての対策を、普段からつねに意識しています。

さらに、とくに⑤番目の、「突然、想定外のことが起こったとき」ということでいえば、普段から、最悪の事態についての「想定範囲」を、非常に広く持っています。だから彼らは、傍から見ればものすごく大変なことが起こっても、「あ、これは自分の想定した範囲内だな」と、慌てることなく、余裕を持って対処できるのです。

でも、どうしたら、超一流の人のように自分の「想定範囲」＝「守備範囲」を、どんどん広く持つことができるようになるのでしょうか。

その極意こそが、最初に申し上げた「つねに自分は失敗する人間であると意識すること」なのです。

私のよく知るスーパー外科医たちもそうですが、本当に超一流の人になればなるほど、自分は失敗する人間であると、つねに意識して、行動しています。

だからこそ彼らは、すべての失敗パターンにおいての準備に抜かりがなくなり、結果、どんどんその失敗を減らしていき、外科医であれば「神の手」と称されるような、まさに神技的な、驚異的な成功率を成し遂げるまでになったのです。

そして、それは別に仕事に限ったことではありません。

心と体の健康についても、まったく同じことがいえると、私は確信しています。

若い頃の私もそうでしたが、「自分は体力には自信があるし、そうそうのことでは病気になるわけがない」と過信する人は、えてして大病や大ケガに見舞われやすい。けれども、「自分はケガや病気もする人間だ」とつねに意識している人は、じつは、大きな病気や大ケガになりにくいのです。

そういうふうに、**健康においても人生においても、まずは「自分は失敗する人間である」と意識すること。**そして、そこから、普段の自分の生活や、リスク管理を見つめ直すこと——。本当に、それが、あなたの想定範囲を広げ、人生を、失敗なく成功多きほうへと大きく方向転換してくれる、最善の1ミリなのです。

ちなみに私自身も、いまではつねにそのことを意識するようにしています。

たとえば、「私はうっかり物忘れをする人間だ」とつねに意識しているので、いつ携帯電話や財布を落としてもパニックにならないように携帯電話は2個持っていますし、ロックももちろんかけています。さらに手帳には、携帯やクレジットカードを落としたときに真っ先にかけなければいけない緊急の連絡先も必ずメモしています。さらに、私にとってはもっとも大切な研究業績を記録したデータは、「第○週の○曜日にバックアップすること」と決めて、１か月に１回は、必ずパソコンのバックアップを取るようにしています。

一見、細かくて面倒くさいようですが、心も体も人生もつねに明るく健やかに前向きに進むためには、これが本当に大切なのです。

「備えあれば憂いなし」といいますが、この言葉はまさに、最高に楽観的に、さらに最高に成功して生きるための極意でもあると、最近、ますます思います。なぜなら超一流の人たちはみな、一事が万事、仕事だけでなくその日常生活においても、私などよりはるかにすべての備えに万端、抜かりがないからです。

１ミリの極意

常に最悪の事態を予期しておくことで、どんなトラブルにも慌てずに対処する。

28 超一流の人は、「どうでもいい」ものがない

先程も申し上げた通り、超一流の人は、一切、ムダな時間を作りません。

けれどもその一方で、**超一流の人は、自分のこだわりについては、周りからみれば「しつこい」と思うくらいに徹底して時間をかけます。**

たとえば、アップル社の故・スティーブ・ジョブズ氏も、その仕事ぶりをよく知る人の話によると、たとえば新しいデザインが自分のこだわりから少しでもズレていたとしたら、徹底的に時間をかけてほんの細部に至るまで完璧を追求したそうですが、それはスーパー外科医も同じです。たとえば合併症の見方でも、周りが呆れてしまうくらいにしつこく、あらゆる角度から見ようとします。けれども、そういうしつこい人ほど、やはり手術の技術は超一流なのです。ですから、テレビのドキュメンタリーなどで生前のスティーブ・ジョブズ氏のインタビューを拝見していると、「ああ、こ

の人の話し方やものの見方は、本当にスーパー外科医に似ているなあ」と、超一流の人の共通点に、あらためて納得するのです。

そしてその共通点こそが、「超一流の人は、どうでもいいものを作らない」、あるいは「すべてにおいて、どうでもいいと手を抜かない」ということです。

たとえばある日、超一流の人と、そうでない人が、同時に食事会に誘われたとします。そうでない人は、食事会の場所と時間を手帳にメモして、「あ、だいたいあの辺りだな」とアバウトに把握して、その会場に向かいます。

けれども、超一流の人のほうは、食事会の概要からその場所の地図まで、とにかくすべての情報を網羅したファイルを持って、その会場に向かうのです。

しかも、たとえば緊急の仕事が入って、どうしても10分遅れるとします。そうでない人は、「10分遅れるくらいどうってことないな」と思うのですが、超一流の人のほうはすかさず「10分遅れます」という連絡を入れる。それは、本当に、見事なくらい抜かりがないのです――。

これは大げさなつくり話では、もちろんありません。これとまったく同じことを実際に私は何度も間近で見てきたからです。たとえば順天堂大学の天野篤教授も、その他のスーパー外科医たちも、みな、計ったように、このエピソードとまったく同じ、あるいはそれ以上の行動を、つねにとっておられます。そして、そういう姿を見ていると、超一流の人は、本当に一事が万事で、**「仕事だけではなく、人付き合いにしても遊びにしても、何事に対しても、一切手を抜かないのだ」**ということに、改めて気づかされるのです。もっといえば、彼らのなかには、「どうでもいい」という意識すら、一切ないのです。

たとえば、歌舞伎の名優、人間国宝といわれる方々が稽古や舞台に一切手を抜かないというだけでなく、それこそ朝、家を出るときの靴の履き方から食事の作法から人との付き合い方からすべて、粋でいなせでありつつも、細やかなところまできちっと気遣いをしておられるというのも、きっと同じことだと思います。

また、「約束の時間を守ることに手を抜かない」ということでいえば、日本を代表する俳優のひとりである渡辺謙さんも、以前、テレビを拝見していると、とにかく誰よりも時間に早く行くという姿勢でおられるということでした。また、渡辺謙さんは、ご自身の大好きなラーメン屋さんに行くと、普通に行列のなかに並んで順番がくるのを待たれるそうです。それなどもやはり「どうでもいい」ということをしないことだと、私は思うのです。おそらく、自分はこういう人間だからちょっとズル＝手抜きをして、横入りしてもいいかなという意識が、渡辺謙さんには微塵もない。もちろん渡辺謙さんは俳優としての才能や努力も超一流であられるのですが、ハリウッドの名監督や名優たちから絶大な信頼を得る、その超一流の極意は、もしかしたらそこにこそあるのではないかと思ったりもするのです。

ですから、やはり、超一流になるための鍵のひとつは、**すべてにおいて、「どうでもいい」ことをなくしていく**こと。さらにいえば、あなたがいまからすぐにでも、仕事においても人生においても、世界に通用する超一流のほうへと変わる極意の1ミリは、まずは時間を守ること。さらには「どうでもいいと言わない」ということだと私は思うのです。いきなりすべてに手抜きをしないということは難しくても、せめて「時間を守ること」、ほんの小さなことでも「どうでもいい」と口にしないよう意識することは、案外、簡単にできるはずです。「どうでもいい」と言ったら、100円貯金。時間に遅れたら100円。そして、このときも、先述した「100円貯金」は、非常に手頃で有効なツールになると思います。

1ミリの極意

当たり前のことを当たり前にする。
全てに対して「どうでもいい」とは決して言わない。

29 超一流の人は、プロセスよりも結果と闘う

超一流の人は、プロセスではなく、つねに結果と闘います。

そういうと、超一流の人はプロセスを大事にしていないように思えるかもしれませんが、そうではありません。彼らはもちろん結果に至る過程＝プロセスも大事にします。けれども、それに加えて、結果についての意識が誰よりもシビアなのです。

外科の手術においては、それが顕著です。人間の体には、結果がすべて出てしまう。いくら「手を尽くしてがんばった」と言っても、結果が悪ければ、患者さんは納得してくれないからです。ですから、スーパー外科医になればなるほど、結果と闘うのです。そして、もしも万が一、結果が悪ければ、「自分がちゃんとやらなかったから、結果がこうなんです」と、はっきり認めるのです。

「99％成功しても、最後の1％が失敗だったら、それは失敗したということだ」と

という言葉もありますが、外科医に限らず、超一流の人は、本当に徹底してそのことを意識しています。自分に対しても人に対しても、一切、言い訳をしないのです。

今年お亡くなりになられた昭和の大横綱・大鵬は昭和44年春場所2日目。〝世紀の誤審〟で敗れたときに「悪い相撲をとったのだから仕方がない」と泣き言ひとつこぼさなかったことで知られています。

また2012年の男子体操個人総合で日本に28年ぶりの金メダルをもたらしてくれた内村航平選手も、団体戦では普段の彼からは予想もできないようなミスを連発してしまいました。それを「体調がよすぎたせいでかえってミスをしたから、しかたがない」と評した人もおられました。けれども、そこでもし内村選手自身が「体調がよすぎたから、このミスはしかたない。プロセスには問題ない」と思ってしまったら、おそらくあの金メダルはなかったと、私は思うのです。内村選手に限らず、体調が良すぎてミスをしてしまうということは、スポーツの世界に限らず、普段の生活においても、じつはよくあることなのです。それはなぜかというと、調子が良すぎる＝自律神経のなかの副交感神経が上がり過ぎてしまう状態、そんなとき、人はつい油断して、さらにいえば「気が大きくなって」、普段では考えられない大失敗をしてしまいがちだからです。

つまり、**どんなプロセスであろうと、結果が悪ければ、やはり、そのプロセスにはどこか問題があった**のです。だから、超一流の人は、先程も申し上げた通り、失敗したときは、一切、言い訳をせずに、そのプロセスを誰よりも客観的にシビアに省みることを意識します。そして、コツコツとそれを積み重ねていった結果、まさにその「結果」の成功の精度をよくしていく——。つまりはそれが、「超一流の人は、プロセスではなく、結果のみと闘う」ということなのです。

そういうと、「そんなシビアな、ストイックなことは、自分にはとうてい無理だ」と、思われる方もおられるかもしれません。たしかに、人はつい自分に甘くしたくなるものです。その気持ちは、私にも痛いほど分かります。けれどもそこが、「逆転の発想」なのです。

たとえば、こんな「実験」をやってみてください。どんな小さなことでもいいから、あなたが失敗したことを頭に浮かべます。次に、その失敗に対して、一切、言い訳せず、ただひと言、「それは自分のプロセスが悪かったのだ」と、自分自身にきっぱり宣言する。

さて、その結果は——その失敗から受けるストレスはきっと嘘のように軽くなっているはずです。さらに、いままで気づかなかったそのとき自分がとったプロセスのダメな点もクリアに見えてくる――。そう、この「実験」こそが、極意の1ミリなのです。何かに失敗したとき、ほんの一瞬でもいいから、「それはすべて、自分のプロセスが悪かったのだ」と意識する。それをコツコツつづけていけば、あなたは必ず、結果のみと闘える超一流のほうへと変わっていきます。

人は自分に嘘をついているとき、ますます自律神経が乱れます。逆に、言い訳をせず、結果のみと闘う意識を持てば持つほど、むしろ、あなたの心と体もどんどん清々しく健やかに元気になっていく――。ですから、言い訳をせず、結果をシビアに受け止める意識を持つことはじつは本当の意味で、自分の心と体に優しくすることでもあるのです。

1ミリの極意

失敗したときは一切言い訳をしない。
「結果」の成功の精度をよくしていく。

30 超一流の人は、好きなことにのみ忍耐をする

超一流の人は、嫌なことに対して忍耐をしません。

そういうと、わがままだと思われがちですが、そうではないのです。

超一流の人は、その**忍耐を100%自分の好きなことのみに使う**のです。

日本では、「何事にも忍耐する」ことが美徳だという気風があります。けれども、それは一歩間違えると、健康においても人生においても、本当に危険なことだと思います。なぜなら、あまりにも忍耐を美徳化しすぎると、それは人間の可能性や進化や発展を、どんどん失ってしまうことになるからです。

いまの日本を見渡してみると、その場所が苦しくて辛くて嫌でしかたがないのに、「何事も忍耐することが偉いんだ」「人間は辛抱が肝心なんだ」と思い込まされて、そこから動けなくなってしまっている人が大勢います。

その結果、心を病んでしまう人が増えたり、最悪の場合では、自ら死を選んでしまう人もいる――。先進国のなかで日本の自殺者数だけが圧倒的に多いという悲しい現実も、そこに大きな要因があるのではないかとさえ、私は思うのです。もっといえば、いつの頃からか、「我慢」や「辛抱」や「忍耐」を美徳化し過ぎたために日本は元気をなくしてしまったのではないか。私には、そう思えてしかたがないのです。

けれども、超一流の人は、そういうものに対して、はっきり「否」を突きつけます。**嫌なことに対しての忍耐は、結局は、人にも自分にも何もいいことをもたらさないことを、**彼らはクリアに分かっているからです。

とはいえ、彼らに忍耐力がないかといえば、そうではありません。最初にも申し上げた通り、彼らは自分の好きなものに対しての「忍耐力」は、人一倍、持っているのです。つまり、**超一流の人が思う「忍耐」と、そうでない人の「忍耐」は、同じ言葉であっても、その中身が根本的に違う**のです。

超一流の人の「忍耐」は好きなことだけで構成されていますから、そのなかにネガティブなものは、一切、ありません。だから、彼らは愚痴や不平不満を言わなくてすむし、心と体の能力も１００％以上、どんどん発揮できるのです。

一方、そうでない人の「忍耐」は大半が嫌なことで構成されていますから、ついつい愚痴や不平不満が出てしまいます。その結果、自律神経はますます乱れ、心と体の能力もどんどん低下してしまうのです。

そのことがはっきり分かる好例が、2012年のプロ野球にもありました。

2012年、北海道日本ハムファイターズの中田翔選手がプロ5年目にしてやっとその才能を開花できたのは、彼の忍耐の中身が変わったからです。ドラフト会議では「高校ビッグ3」のひとりといわれ、その長距離打者としての才能を期待されたものの、入団して4年目までの中田選手は、ちょっと打てなければレギュラーから落とされる、つまり、相手チームではなくベンチと戦わされていたようです。けれども2012年、監督となった栗山英樹さんから「どんなに不調でもレギュラーの4番で使いつづける」と言われ、ベンチと戦う必要がなくなった。もちろん、4番バッターの重責は大変なものがあったでしょうが、そこに耐える忍耐は、まさに好きなこと＝打つことのみに変わった。だから彼は、開花できたのだと、私は思うのです。もちろん、中田翔選手の開花には、これまでの彼や指導者たちの努力、栗山監督の慧眼《けいがん》、さらには彼の資質もあります。けれども、それを見ていて、「やっぱり人が伸びるためには好きなことのための忍耐がいちばんなのだ」と、私は改めて痛感したのでした。

ですから、あなたがもし嫌なことばかりで「忍耐」をされて、心や体を不調にされておられるなら、ここでもう一度、「忍耐」の意味を、書き換えていただきたいと思うのです。嫌なことで忍耐するのは、間違いの忍耐。**好きなことをするための忍耐が本当の意味での忍耐**です。そして、それを意識することが、あなたの心と体の能力を１００％以上引き出すための、極意の１ミリなのです。とはいえ、いきなり自分を取り巻くすべての嫌なことに対して「否」と言うのはなかなか勇気がいることかもしれません。でも、好きなことを探すことなら、いますぐにでもできるはずです。どんな小さなことでも自分の好きなことを見つけたら、そこに集中して、忍耐＝努力する。そうすると、あなたの「忍耐」の中身は知らないうちに、どんどん好きなことだけの「忍耐」へと変わっているはずです。

１ミリの極意

好きなことをするための忍耐が本当の意味での忍耐。「我慢」や「辛抱」を美徳化しない。

第4章

自律神経の伝染力をコントロールする

31 超一流の人は、親孝行である

超一流の人になればなるほど、自分の親を大切にします。それは、驚くくらい、本当にみな、一致しています。

もちろん、超一流の人といっても、その親御さんまでがすべてにおいて超一流の人であるとは限りません。ですから、ときには反抗したり、反発したり、疎遠にしていた時期も、おそらく無きにしもあらずでしょう。けれども、ある時期を経て、つまり、その人が超一流の道を歩き出し始めたときから、その人は、おのずと親を大切にするようになるのです。

でも、それはなぜなのでしょうか。

それは、超一流の人になればなるほど、**「大局的にもの事を見ているから」**です。

またその結果として、超一流の人になればなるほど、「自分の原点に立ち戻る能力に長けているからだ」と、私は思うのです。

なぜ自分が、いま、ここに、こうして生きていられるのか。

そのことを、宇宙から地球を見るように、あるいは太古から現在に至るまでの長い歴史的な時間で見るように、そうやって大局的に捉えつつ、しかも、その原点に立ち戻ったときに、超一流の人の意識のなかには、自分をこの世に生み出してくれた親という存在への感謝が、自然と湧き起こってくるのです。

ですから、私のよく知るスーパー外科医たちも、本当に頭が下がるくらいに親孝行です。

あるいは企業家でも、アスリートでも、アーティストでも――、まさにすさまじいハードスケジュールの合間を縫っては、旅行に連れ出したり、食事会に招いたりしています。また、どうしてもそれができないときは、こまめに電話をしたり、手紙を書いたり、もちろん親御さんのお誕生日や何かの記念日にプレゼントをすることも、絶対に欠かしません。

そして、そういう姿を見ていると、親を大切にすること、それはやはり超一流の人となるための必要不可欠の条件ではないのかな、とさえ思えてくるのです。

もちろん、経済的に余裕がないとき、無理をしてまで旅行や食事に招いたり、あれこれ高価な贈り物をしてくださいと申し上げているのではありません。けれども、元気うかがいの電話をかけることなら、いまからすぐにでもできるはずです。また、残念ながらすでに親御さんを亡くされている方であれば、お墓参りに行くことくらいは、それほど無理なくできることだと思います。もしもそれが難しいなら、1日に1回、ほんの一瞬でもいいから、親への感謝を意識する――。

それが、あなたの人生を、地に足のついた、根本的にブレないものに変えてくれる、極意の1ミリだと、私は思うのです。

儒教文化の影響もあるのでしょうが、韓国や中国の人を見ていると、本当に親を大切にする人が多いことに驚かされます。私の出会った、その国の超一流の人たちも、毎月最低1回、多い人なら週に1回、必ずお墓参りに行っていました。もちろん、それは極端な例ですし、それほどのことは私もとてもできません。けれども、そんな姿を見ていると、おそらく彼らは、すさまじい経済競争のなかで、つい見失いそうな自分の原点に立ち戻るために、そうやってお墓参りに行くのではないか。もしかしたら、そこからあの生きることへのバイタリティが生まれてくるのかな、と思ったりもするのです。

けれども、残念ながら日本はいまだに核家族社会が進み、どんどん親孝行という意識も薄れていっています。自分たちの人生の先輩である高齢者への敬愛の念のみならず、かけがえのない親への感謝の意識もどんどん薄れてしまっている。そして、もしかしたらそれこそが、日本から根本的な元気をなくさせてしまっている大きな要因なのではないか、とさえ私は思うのです。

「もの事を大局的に見る」「原点に立ち戻る」「初心にかえる」「自分の足元を見つめ直す」。これらはすべて、その人の自律神経を整え、強くブレない心と体を作ってくれる、究極の「極意」のひとつです。ですから、**親孝行をすることはじつは、親に対してだけでなく、あなた自身の心と体を敬い、「孝行」することにもなる――**。だから、敬老や親孝行というのは、決して古くさい時代遅れの言葉などではない。むしろ、これからの私たちを元気に豊かにしてくれる最も大事なキーワードのひとつであることを、私は確信しています。

1ミリの極意

なぜ自分が今ここで生きているのか。
大局的にとらえ原点に立つ。

32

超一流の人は、恋愛能力が高い

「英雄色を好む」という言葉がありますが、それはいちがいに下世話な意味ばかりではないと、私は思います。

なぜなら、男性でも女性でも、超一流の人は、その「恋愛能力」もやはり高いからです。

でも、それはいったいなぜなのでしょうか。

そのメカニズムを理解するためには、まずは、「そもそも恋愛とはどういうものか?」ということを考えると、分かりやすいのではないかと思います。

誰かを好きになって胸をときめかす。あるいは、心から愛おしく美しく思う——。

つまり、**恋愛という出来事は、人生のなかにおいても、もっともその人の自律神経のレベルを高めてくれるもののひとつ**です。

恋愛をすると、きれいになる。

恋愛をすると、以前よりもっと仕事ができるようになる。

恋愛をすると、いつまでも若く、生き生きと輝いていられる。

それらはすべて、恋愛という出来事によって、その人の自律神経のレベルが高まり、細胞のすみずみにまで質のいい血液が流れ、内臓のすべての働きが向上し、結果、心と体のパフォーマンスが最大限に引き出された結果、起こる現象なのです。つまり、医学的な見地からしても、恋愛というものは、やはり、すばらしいものなのです。

超一流の人になればなるほど、彼らは、自分の自律神経のレベルを上げてくれる＝自分のパフォーマンスを上げてくれるものに、とても敏感です。

どういう場所に行くと、自分の自律神経のレベルが高まり、心と体のパフォーマンスを最大限に引き出すことができるようになるか。どういう人と付き合えば、自分のやる気や能力をさらに高めることができるか。どういうものを見て、聴いて、学べば、人としての自分をもっと超一流へと磨いていくことができるか——。

超一流の人になればなるほど、それらのことに、本当に感度が鋭いのです。

だから、超一流の人になればなるほど、自分のパフォーマンスを最大限に引き出してくれるもの＝恋愛に対しては、まさに100％の情熱を注ぎ込むのです。

たとえば、美を見極める達人、究極の美の目利きだと称えられ、それまでの茶道を世界に誇る芸術の域にまで高め上げた千利休は、女性を愛するということにかけても超一流だったといわれています。自分が愛したどんな女性にも自分のそのとき持てる100％の情熱を注ぎ込むこと。それが、彼の心と体のパフォーマンスをさらに高め、その美に対する感性を、まさに超一流の域にまで磨いていったのかもしれません。

そして、そういう人ほどやはり、艶や色気といった、多くの人を惹きつけずにはおかない、人間的な魅力も高いのです。しかも、それはいい恋愛をすることによってどんどん磨かれていく――。だから、超一流の人になればなるほど、自然と、その恋愛能力が高くなっていく、というわけなのです。

とはいえ、超一流の人がこぞって恋多き人であるかといえば、もちろんそうではありません。ひとりのパートナーをとことん愛する、その愛し方においても超一流の人は、たくさんおられます。けれども、どちらのタイプであっても、周りが驚くくらいにいい恋愛をしようとするその情熱を惜しまない。さらにいえば、どんなに多忙でも、自分のパフォーマンスを上げてくれる貴重な時間である恋愛の時間は、絶対に手抜きをしない――。結果、彼らはますます、自分の心と体のパフォーマンスを上げていくのです。

ですから、もしもあなたがいま、すてきな恋愛をしたい気持ちはあるけれどもなかなか「いい恋愛」に恵まれないという状態だとするならば、「たとえ片想いでも人を想うこと、人を好きになることは自律神経のレベルを上げるためにもすばらしいことなのだ」ということを意識すること。また、もしもあなたにいま、すてきなパートナーがおられるとしたら、1日1回でもいいから、その人をさらに愛しく大切にするという意識を持つこと――。それが、あなたの心と体の魅力を増し、恋愛能力を高めてくれる1ミリの極意です。さらに、どちらの場合でも自分を磨く意識＝自律神経のレベルを上げる意識を持てば、もう最高です。どうぞ、人生の最高の贈り物のひとつである**「自分も相手もお互いに高め合う」＝いい恋愛**を謳歌して、あなたの人生をさらに豊かで優美なものになさってください。

1ミリの極意

いい恋愛をしようとする情熱を惜しまない。
人を好きになると自律神経のレベルが上がる。

33 超一流の人は、喧嘩をしない

超一流の人は、基本的に、人と喧嘩をしません。

彼らは自律神経のレベルが高く、自分のことも周りのことも客観的によく見えているので、もし一時の激情で喧嘩をして、たとえその喧嘩に勝ったとしても、結局は、自分にとってメリットではなくデメリットしかもたらさないことをクリアに分かっているからです。

でも、喧嘩をするということは、たとえ勝ったとしても、どうしてその人にデメリットしかもたらさないのでしょうか。

それは、医学的な見地からでも、簡単に説明できます。

たとえば、ある人が、些細なことでカーッとなって、つまりは一時の激情で誰かと喧嘩をしたとします。

そのとき、その人の体のなかでどういうことが起こっているかといえば、自律神経のなかの交感神経が急激に優位になって、血管が急激に収縮して、血流が滞り、その血液はどんどんドロドロになってしまいます。すると、腸や肝臓など内臓の働きもすべてが下がり、ついには心と体の状態を一気に悪いほうへと傾けてしまうのです。

さらに、**悪い自律神経は周りにも伝染します**ので、その人の発する雰囲気だけではなく、その場の空気もどんどん悪くしてしまいます。

しかも喧嘩に負けた相手からはもちろん、これまで以上にネガティブな感情を抱かれて、結果、その人を取り巻く人間関係や環境もすべてがますます悪いほうに向かってしまう――。自己啓発的な本のなかでよくいわれている「怒ると運気が下がる」というのは、医学的に見てもなかなか的を射ているのです。

ですから、超一流の人ほど、「あ、もめそうだな」と思ったときの引き際が見事です。あるいは、もめそうな雰囲気のところからは、極力、遠ざかります。古代中国の有名な兵法書『孫子』のなかでも、逃げることが最高の兵法である、つまり「逃げるが勝ち」という言葉がありますが、超一流の人は、まさにそれをつねに意識しているのです。

けれども、彼らも唯一、自分のほうから積極的に喧嘩をしかけるときがあります。

それは、自分の正義を貫くときです。

もっといえば、超一流の人は、「自分の正義を貫く」ためにのみ、喧嘩をするのです。

しかも、一見、激しい喧嘩をしているようでも、彼らのなかにはまったく迷いがありません。自分にとっての黒＝悪と白＝正義がはっきり見えているので、その信念がぐらぐらとブレることもありません。だから、どんなに激しい、あるいはまさに命がけのような大喧嘩をしていても、彼らの自律神経はまったく乱れない――。

いってみれば、**超一流の人は、交感神経＝アクセルではなく、副交感神経＝ブレーキで喧嘩をする**のです。

だから、超一流の人は、どんなに語気を荒らげているように見えても、それゆえに自分を見失って暴走することはありません。いかなるときでも自分の心と体をしっかりコントロールしているので、どんなに派手なアクションをしてみせたとしても、それはすべて勝つための、冷静な計算ずくのパフォーマンスなのです。

とはいえ、そんな超一流の「すご技」は、なかなか一足飛びにできるものではありません。ですから、あなたがもし、ちょっと短気で、人と喧嘩しがちなことで悩んでおられるとしたら、まずは「喧嘩がいかに自分自身の健康までをも損なうか」ということを意識することだと思います。先程もご説明させていただいた通り、喧嘩というのは、そのほとんどが、心においても体においてもデメリットしかもたらしません。喧嘩をして、たとえ一瞬、言いたいことが言えたと気が済んだとしても、そのとき乱れた自律神経をリカバリーさせるのは、あなたが思っている以上に大変です。だから、喧嘩をした日は1日中なんだか調子が悪い、ひどいときであればその1週間まるまる、不調によって台無しにしてしまう――ということになるのです。

本当に、無意味な喧嘩は体にも人生にもデメリットしかもたらしません。喧嘩しそうになったとき、あ、もめそうだな、と思ったときは、まさに「逃げるが勝ち」です。つまりは、それを意識することが、あなたを人生の勝者に変える1ミリの極意なのです。

1ミリの極意

正義を貫くときにだけ喧嘩をする。
無駄な喧嘩をしそうになったら「逃げるが勝ち」。

第5章

最高の100年を120%の力で生きる

34 超一流の人は、食を大切にする

超一流の人は、食を大切にします。

それは、自分が口に入れるもの、すなわち食こそが、自分の心と体の根本を作ってくれているものだと、クリアに分かっているからです。本当に、超一流の人になればなるほど、忙しいからといって食事を抜いたり、栄養がかたよりがちなファストフードばかりを食べているというのは、絶対にあり得ないのです。

ですから私も、アスリートのパフォーマンス指導をさせていただくときも、まずは食への意識を変えることを指導させていただきます。

あるいは、アスリートに限らず、どんな分野の人でも、もしもどなたかから、「自分の心も体も含めてすべてにおいて超一流に変わりたいのですが」と相談されたとしたら、私は何よりも先に、まずは食への意識を変えることをアドバイスさせていただくと思うのです。

でも、それはいったいなぜなのでしょうか。

それは、その人を変えようとするとき、「食」というものが、もっとも簡単に変えられるもののひとつだからです。

人を変えようとするとき、その内側（＝心・メンタル）から変えるのは、至難の業です。私も、「いまからすぐに、きみのこういう心根・性格を変えなさい」と言われたとしたら、きっと、「うーん」と頭を抱えてしまうことでしょう。なぜなら、人のメンタルや性格というものは、目に見えてつかめないものだからです。

けれども、その外側（＝食を含めた生活習慣やちょっとした動きなどの目に見える部分）から変えるのは、案外と簡単です。「あ、何と何を食べればいいんだな、何をすればいいんだな」と、やることが目に見えて具体的につかめますので、実際の行動に移すのも、それほど無理にはならないからです。

しかも、人の体というものはまさに不思議なもので、**外側を変えていけば、内側（＝心・メンタル）も自然に変わってくる――**。

ですから、私はアスリートのパフォーマンスを指導するときでも、まずは外側から変えること、さらにそのなかでも、もっとも手っ取り早い「外側」である「食」を変えることをいちばんにアドバイスさせていただくのです。

そして、食を変える効果というのは、いま、あなたが思っている以上に、本当にすばらしいものがあるのです。

たとえば、2012年のロンドンオリンピックで、他の日本選手に先駆けて見事な金メダルを獲得した女子柔道・57キロ級の松本薫選手も、「食」を変えたことによって、その強さを超一流にまで高めることができた好例だと思います。松本選手はもともと野菜が苦手でスナック菓子が大好きという、なかなかの偏食家だったそうですが、そうすると、やはりケガが多くなり、最後のところでなかなか思うような力を発揮できなかったそうです。そこで、調理師である父親の松本賢二さんが、娘の薫さんの体を考えたバランスのよい食事を作り、それを冷凍パックで送りつづけた。そしてそれを日々、食べることによって、松本さんの外側＝体だけでなく、その内側＝メンタルもどんどん強く変わっていった――。結果、それがあの鮮やかな金メダルにつながったということなのです。

もちろん、松本薫選手のようにオリンピックの金メダルを獲るまでになるためには、「食」を変えることだけでなく、本来の素質や日頃のすさまじい努力も、大きな要因だったと思います。けれども、それは誰もが真似できることではありません。でも、「食」を変えることなら、誰でもいまからすぐに、意識さえすれば必ずできる――。だから、超一流の人になればなるほど、食を大切にするのです。

しかしながら、私は決して贅沢で高価なものを食べてくださいと申し上げているのではありません。**朝、昼、夕と、できれば1日3回、バランスのよい食事を、楽しみながらよく噛んでとること。**さらに理想は**寝る前の3時間前までに夕食を終えること。**もしそれができなくてどうしても夜が遅くなるときは、夕食はなるべくいつもの半分の量を目安にし、軽く消化のよいものにすることを意識すること。それが極意の1ミリです。さらに、究極の朝食のコツもあるのですが――、それはこの後に詳しくご説明したいと思います。

1ミリの極意

もっとも手っ取り早く人を変えるのが「食」。バランスの良い食事を楽しむという基本を守る。

35 超一流の人は、何より朝食をしっかりとる

超一流の人は、食を大切にするということは、先程も述べた通りです。

そして、その食事のなかでも、もっとも大切にするのが、じつは朝食です。超一流の人になればなるほど、自らの心と体の健康、さらにはすべてにおいてのパフォーマンスを上げるために、何よりも朝食をしっかりとる――。しかも、その絶大な効果は、最新の研究結果でも、ますます証明されてきているのです。ですから、この項ではとくに、その最新の研究の内容について、分かりやすくご説明したいと思います。

私たちの**自律神経のバランスを高いレベルで整えるために、必要不可欠なものに「時計遺伝子」というものがあります。**その時計遺伝子は、自律神経を整えるだけでなく、たとえばホルモンの分泌を正しく促すなど、私たちの肉体をいつまでも生き生きと若々しく健康に維持するための、さまざまな重要な役割を担っています。極端に

いえば、この時計遺伝子をきちんと活性化させればさせるほど、自律神経が高いレベルで整うということだけでなく、ホルモンの分泌もよくなり、ひいては私たちの肉体を構成するすべての細胞が、生き生きと蘇るようになる、というわけなのです。

でも、いったいどうすれば、この時計遺伝子をきちんと活性化することができるのでしょうか。じつは、その**いちばんの鍵が、朝食**なのです。最近、私もよく共同研究をさせていただいている早稲田大学の「時間栄養学」の先生方によって、その時計遺伝子を活性化するいちばんの鍵が、食事のとり方、なかでも「朝食のとり方」にあるということが、はっきりデータとして分かってきたのです。

では次に、時計遺伝子を活性化するための「理想的な食事のとり方」、さらには「理想的な朝食のとり方」とは、いったいどういうものなのでしょうか。

そのポイントは、大きく分けて3つあります。

1つめは、食事をとる時間です。

時計遺伝子を活性化させるためには、じつは「食事と食事の時間を空けること」あるいは「空腹の時間を長くとること」がポイントになります。なかでも、朝食は、できるだけ前の食事からの時間を空けたほうがいい。ですから、前日の夕食はなるべく早くとるということが、すなわち理想的な朝食のとり方につながるわけなのです。逆に、よくダイエットなどでよいと言われる「ちょこちょこ食べ」や間食も、残念ながら時計遺伝子の観点からいうと、あまり好ましくないのです。

2つめは、食事の内容です。

時計遺伝子を活性化させるためにも、バランスのよい食事が基本となります。肉や魚などに多く含まれるアミノ酸、オリーブオイルや青身魚などに多く含まれる良質の脂質、お米やパンなどに多く含まれる炭水化物、さらに野菜などに多く含まれるビタミンやミネラル、これらをバランスよくとることが基本です。

3つめは、食事の量です。

もちろん食べ過ぎはよくないのですが、こと朝食においては、それなりの量を「しっかりとる」ことが、じつは非常に大事になります。なぜなら、最新の時間栄養学によると、体内時計をリセットする＝時計遺伝子を活性化する朝食とは、その絶食していた時間・量・質に比例するというデータが出ているからです。

ですから、この3つのポイントを意識すれば、あなたの体内時計は日々きちんとリセットされます。そして、あなたの体のなかの時計遺伝子はますます活性化し、あなたの肉体を構成するすべての細胞が蘇り、日々、生き生きとその活動をリスタートしてくれる、というわけなのです。

とはいえ、無理をしてまで朝からもりもりステーキを食べてくださいと申し上げているのではありません。ただ、これまで忙しいからとカフェオレ１杯ですませていたところをパン１枚、さらにはハムやバナナやフルーツなどを足してみる。あるいは、バランスのとりやすい和定食ならもう最高です。つまりは、それがあなたの時計遺伝子を活性化させ、すべての細胞を蘇らせる、とっておきの極意の１ミリ――。さらにいえば、「１日１食ではなく２食〜３食のほうがより太りにくい」というデータが出ていることも、ぜひ覚えていていただければと思います。

１ミリの極意

時計遺伝子を活性化させるために、朝食と昼食と夕食の時間はなるべく空ける。

36 超一流の人は、形から入って魂を入れる

これまでにも申し上げた通り、超一流になるためには、まずは外側＝目に見えるものから変えること。それは、本当に極意中の極意です。

そして、超一流の人になれればなるほど、そのことをつねに意識しています。自分がよりよく変わるために、まずは、もっとも具体的に変えやすい外側＝目に見えるものを変える。そうすれば、そこからおのずと内側もどんどん高く、質のよいものに変わっていく――。つまり、超一流の人になればなるほど、そのメカニズムがクリアに分かっているのです。

では、超一流の人はいったい、自分のどこを変える意識を持っているのでしょうか。

それは大きく分けて、たったの5つしかありません。
①食事。②話し方。③姿勢。④仕草。⑤立ち居振る舞い。

本当に、たったこれだけです。

けれども、この5つをすべて超一流に変える意識を持つことさえできれば、その人はもうすでに超一流になる世界へと着々と歩み出している——。それは本当に、間違いのないことなのです。

性格は、一朝一夕では変えられません。

体力も、一朝一夕では強くなりません。

弱いメンタルを強くすることも、一足飛びにはなかなか難しい。

さらに仕事や環境も、一気に超一流へと飛躍するなどということは、よほどの幸運に恵まれない限り、やはりなかなか叶えられないと思います。

たとえば、超一流の人になるためにも、もっと体力をつけたいと願っている人がいるとします。けれどもその人に、「じゃあ明日からスポーツジムに通って毎日1キロ泳いでください」「明日から毎朝5キロ走ってください」と言ったとしても、それができる人はほとんどいないと思うのです。ですから、私は、そういう誰もが出来得ない方法は、本書では、一切、申し上げたくないのです。

けれども、**「食事」「話し方」「姿勢」「仕草」「立ち居振る舞い」**、この5つなら、どんな人でも、ちょっと意識するだけで、いまからすぐにでも変えられるはずです。だからこそ私は、まずはこの5つを変える意識を持つことを、ぜひおすすめしたいのです。

武術の世界でもスポーツの世界でも、上達するためには、**「まずは超一流の人の真似から入れ」**といわれたりします。あるいは、芸事などの世界においては、「形から入って魂を入れる」という言葉もあります。そして、それはまさに、真理をついた言葉だと、私は思うのです。

なぜなら、先程からも申し上げている通り、自分の心と体を超一流のほうへ変えるためには、超一流の真似＝形から入るのが、もっとも簡単で、しかもいちばんその効果が高いからです。食事、話し方、姿勢、仕草、立ち居振る舞い。この5つを、最初は超一流の人のもの真似でもいいから日々、こつこつと意識して変えていくと、だんだん外側だけでなく、心も体も超一流になっていく――。まさにそれこそが、「形から入って魂を入れる」ということなのです。

そして、それはやってみると、案外と簡単なはずです。

食事についての真似すべき〝形〟は先程の項で詳しく述べましたが、話し方、姿勢、仕草、立ち居振る舞いについても、それを変えるのは、本当にほんの少し、そこに意識を向けることだけです。たとえば、これまでは無意識に早口で話していたところを、ちょっと意識して、「ああ、この人の話し方がすばらしいな」と思う人を真似てみる。姿勢、仕草、立ち居振る舞いでも、まったく同じです。たとえば、食事のときの立ち居振る舞いであれば、超一流の人がいつもそうしているように、まずはみんなのぶんをサーブして、箸をつけるのは自分がいちばん後だと意識してみる――。そうすれば、あなたの心まで、自然に超一流の高みまで磨かれていくのです。

形から入って、その内面まで超一流の自分へと変えていくこと。そう、つまりは、それが極意の１ミリです。ちなみに、オードリー・ヘップバーン主演の名作『マイ・フェア・レディ』や『麗しのサブリナ』などは、そのことが非常に分かりやすく描かれたすてきな作品だと思います。

１ミリの極意

「食事」「話し方」「姿勢」「仕草」「立ち居振る舞い」。
意識し変えてみるべき5つのポイント。

37 超一流の人は、オンとオフの切り替えに長けている

超一流の人は、時間をコントロールしていることは、前にも申し上げました。

本当に、**超一流の人ほど、完全に「時間」を自分のものにして、時間に振り回されていません。**だから、つねに足が地についているし、自律神経は高いレベルで安定しています。けれども、時間がコントロールできず、いつも時間に振り回されている人は、つねに足元がぐらぐら揺らいでしまっています。だから、自律神経がますます乱れて、自らの心と体のパフォーマンスをどんどん落としてしまうのです。

つねにゆっくり余裕をもって淡々としているようなのに、仕事にムダがなく、ミスなく流れるように大きな仕事をどんどんこなしていく人。逆に、あくせく忙しくしているのに、ミスが多く、仕事の質・量ともに、なかなか思ったような成果が出ない人。それは、能力の差だけではなく、彼らの「時間への意識の差」だと、私は思うの

です。超一流の人になればなるほど、1日24時間という限られた時間を、何倍にも増やすコツ＝意識をつねに持っている――。そして、その極意の1ミリこそが、「オンとオフの切り替えを意識する」ということなのです。

日本のみならず、欧米の社会でも、組織に入って働いている人がほとんどです。そして、組織に入っていると、そのなかにいるときは、自分の意思だけで時間のコントロールはできません。それは、日本でも欧米でも同じことです。けれども、おうおうにして欧米の人たちのほうが余裕があるように見えるのは、それは、組織に入っている時間以外の部分で、「完全に自分の自由な時間」を作る意識をつねに持っているから。つまり、彼らが、オンとオフの切り替えに長けているからなのです。

限られた時間のなかでの、オンとオフの切り替え――。それは、私が留学していたイギリスやアイルランドの大学病院の教授たちも、まさに超一流でした。外科医でもある彼らの仕事は、日本のそれとまったく変わらず、ものすごいハードスケジュールを強いられるものです。私などは留学したその当日から、48時間、寮に帰ることも寝ることもできませんでした。けれども、彼らはそんななかにあっても、完全に自分の自由な時間＝オフを必ず作り出します。オフの時間には、一切、仕事上の付き合いも断るし、仕事のことも考えない。完全に頭をオフに切り替えます。田舎に行って豊かな自然のなかでのんびりしたり、あるいは骨董屋さんや蚤の市に趣味のアンティークを見に出かけたり。オフの時間はまさに、自分の自律神経を高いレベルで整えることだけに使います。だから、彼らは組織のなかの時間＝ハードスケジュールのなかにあっても、一瞬で、**集中＝オンとリラックス＝オフのメリハリをつける**ことができる――。つまりは、それこそが、超一流の人の並はずれたタフさの極意だと私は思うのです。

逆に、いつもダラダラとオフの時間にまで仕事や仕事の付き合いを持ち込んでいる人は、結局、疲れて、仕事の質・量ともに落としてしまう。まさに、自律神経が乱れたことによる悪循環です。

自分の仕事に全力で打ち込んでいる「仕事バカ」とか「仕事人間」というのは、そんなに悪い言葉ではありません。むしろ、私自身も、仕事バカ、仕事人間を自負するひとりです。けれども、本当の意味での超一流の「仕事人間」になるためにはやはりオンとオフの切り替えの意識を持つことが大切だと、超一流の人たちを見れば見るほど、私は痛感するのです。

留学時代、私は上司の教授陣から、「余裕のない人間にはなるな」と、ことあるごとに注意を受けました。「休むこと、それも勉強なんだ」ともよく言われました。当時の私は若く、体育会系気質でもあり、とにかくがむしゃらに倒れるまで働くことが大事だと思い込んでいたのですが、彼らはそんな私にこんこんと「自分のペースをコントロールできるのがいい仕事をやるためのいちばんの条件だから、ダラダラと時間や仕事に振り回されてはいけない。それでは結局、超一流の仕事はできない」と、身をもって示してくれたのです。

とはいえ、日本では、仕事上の付き合いを断るのは、なかなか勇気がいることかもしれません。けれども、「仕事から一切離れて心と体を休めること、それを思いきり楽しむことも勉強なんだ」と意識することは、いまからすぐにでもできるはずです。そして、それがあなたを超一流のオンとオフの切り替えができる人へと変える、極意の１ミリなのです。

１ミリの極意

「時間」を自分のものにする。
限られた時間を何倍にも増やす。

38

超一流の人は、早起きである

超一流の人は、早起きです。

特別な時間帯で仕事をされている人たちを除けば、超一流の人ほど、おうおうにして朝、早く起きることを大切にします。

しかもそれは、先に申し上げた、超一流の人たちの「時間コントロール術」や「オンとオフの切り替え力」ともダイレクトに関係しています。

たとえば、休みの日でも、朝、ちょっと意識して早く起きると、その1日がとても長く、なおかつ楽しく感じられるという経験をされたことはないでしょうか。あるいは仕事のある日でも、いつもよりちょっと早く起きると、むしろその1日は普段よりもずっと疲れにくく、仕事がスムーズに運び、より充実したものになるという経験をされたこともあると思います。

そして、それはじつは、自律神経を高いレベルで整えるということにも、非常に関係があるのです。

なぜならば、朝、早起きをするということは、人の「体内時計」をより自然のリズムにリセットし直してくれ、ひいては肉体を構成するすべての細胞を生き生きと蘇らせてくれる**「時計遺伝子」も活性化する**からです。すると、当然、その人の自律神経もよりスムーズに高いレベルで整ってくるからです。

そして、そうすればおのずと、その人の心と体のパフォーマンスは、どんどん向上してくる――。昔からよく「早起きは三文の徳」といわれますが、超一流の人ほど、その諺《ことわざ》の真の意味をクリアに体で分かっているのです。

本当に、早起きをして、損になることは、一切、ありません。

早起きをすることで、体内時計がスムーズにリセットできる。

時間に余裕を持って朝食をしっかり食べられることによって、時計遺伝子をさらに活性化することができる。

さらに、**「朝のいい自律神経」は、その日1日の自律神経の安定に大きく影響します**ので、その日1日、あなたの自律神経はより高いレベルで安定したいい状態を保つことができるようになる。

そして、その結果、あなたの時間コントロール力もどんどん高くなり、その1日を、これまでの何倍にも長く、充実した内容のものにすることができるようになる――。

つまり、早起きをするということは「三文の徳」というよりもさらに、いま、あなたが思っていらっしゃる以上に、健康においても人生においてもすばらしい効果をもたらしてくれることばかりなのです。

ですから私も、**「ちょっと疲れがたまってきたかな」と思った日の翌日ほど、意識して、いつもより30分でもいいから早起き**をするようにしています。そして、早く起きた時間を自分の好きなこと、やりたかったことに使います。たとえばスポーツジムに行って軽く泳いだり、いつもより早く自分の研究室に行ってちょっとデスク周りの片付けをしてみたり、あるいはいつもよりさらにゆっくりと時間をかけて資料の整理をしてみたり――。そうすると、不思議なくらい、「疲れ」が取れて、気分までリフレッシュし、普段よりもずっと仕事がどんどんスムーズにはかどるのです。そして夜、その1日を振り返ってみると、普段よりもずっと、「ああ、今日は、自分のやりたいこと、やるべきことがすべてできた、いい一日を送ることができたな」という充実感や達成感が得られるのです。

もちろん、本当に調子の悪いときは、しっかり長く寝て、体をゆっくり休めることはとても大切です。

けれども、もしもあなたがいま、とくに何の理由もなく、無意識に「夜更かし、朝寝坊」の生活を送っていらっしゃって、なおかつ、何だかすべてにおいて、あんまり上手くいかないなと感じていらっしゃるとしたら、まずは、朝、10分でもいいから早く起きるよう意識すること。それが、あなたを変える極意の１ミリです。朝、早く起きた日の、爽やかさや充実感。その経験をこつこつ積み重ねることで、あなたはきっと、どんどん変わっていくはずです。そうして気が付くと、あなたの１日は、それまでの何倍も健やかで実りあるものになっているはずです。

１ミリの極意

朝の自律神経が１日をつかさどる。
疲れたときほど早起きし、好きなことに時間を使う。

39 超一流の人は、人生の覚悟ができている

超一流の人は、いつでも最期の覚悟ができています。

そういうと、「超一流の人はいつでも自分が死ぬことを考えているのかしら？」と、ちょっとネガティブに感じる方もおられるかもしれませんが、決してそうではありません。「超一流の人は、いつでも最期の覚悟ができている」というのはつまり、超一流の人がいつでも万が一のことを想定してその対策をとっているということ。

もっといえば、超一流の人になればなるほど、「万が一のときのためのリスク管理に抜かりがない」ということなのです。

私は、リスク管理も専門のひとつとしているのですが、本当に超一流の人を見れば見るほど、そのリスク管理は天才的だな、と感心します。

まずは、リスクに対する想定範囲が、非常に広い。

そして、どんなケースのリスクが襲ってきても、困らないようにしておく。

ですから、人にとっておそらく最高のリスクである「死」ということにおいても、彼らは、その準備に一切の抜かりがないのです。だからこそ、**超一流の人は、その「生」を、ますます充実した、リスク少なきものに変えていける**のです。

よく「死を考えることとは、生を考えることだ」といわれたりもしますが、リスク管理という見地からいっても、それは間違いのないことだと思います。

そして、超一流の人たちは誰よりも、それを意識して、実践しておられるのです。だから彼らは、何があっても、明るく前向きに、後悔のないように、この世界で唯一無二であるその生を、そのかけがえのない人生を、自らの持てる100%以上の力を発揮して、爽やかに進んでいける――。それは、経済的な余裕のある・なし、仕事の成功・失敗などを遥かに超えた、本当に見事な超一流の生き方だと思います。

でも、どうしたら、誰もがそんな超一流の生き方ができるようになるのでしょうか。

そのための極意の1ミリも、「整理整頓」だと、私は思うのです。

これまでにも申し上げてきた通り、超一流の人は、本当にすべてにおいて整理整頓が徹底しています。私のよく知るスーパー外科医たちも、自分の研究室のデスク周りはもちろんのこと、手帳、鞄のなか、預金通帳、自らの履歴書＝業績データ、さらには私服のクローゼットのなかに至るまで、本当にびっくりするくらい、きちんと整理整頓しています。

そして、彼らはつねに、何がどこにあるかということを、ひと目で分かるようにもしています。何か緊急のリスクが襲ってきたとき、「あれ、どこにあったかな」「通帳の暗証番号は何だったかな」と慌てて探すような、時間のロス＝余計なストレスがかかるようなことは、自らの人生のなかから一切、排除しているのです。

たとえば、その人がもし預金通帳を5冊持っているとしたら、その通帳の暗証番号も中身も、必要とあれば一瞬で分かるように整理しています。さらに、何かのことで自分のこれまでの業績データや、それを含めた履歴書が必要とあれば、一瞬で、最新の履歴書を用意できるようにも準備しています。本当に、優れた外科医になればなるほど、その普段からの「身辺整理」が、整然としていて見事なのです。

ですから、もしもあなたがいま、そのかけがえのない人生をより悔いなく前向きな、超一流のほうへと変えていきたいと思われているとしたら、あるいはその人生をより輝かしいものとして終えたいと願っておられるとしたら、**まずは「身辺整理」を意識されることを、おすすめしたい**のです。

それは私のような人生の折り返し地点を過ぎた人間に限らず、まだ人生の終わり、自らの死というものを具体的に意識していない二十代、三十代、四十代の若い年代の方にも、ぜひおすすめしたいのです。最初はほんの小さなことで構いません。デスク、鞄、クローゼット、とにかく自分の身近な物を整理整頓することを、日々、こつこつと意識していく。ムダな物は捨て、必要な物は、何がどこにあるかがひと目で分かるようにきちんと片づけていく。そうするとおのずと、人生を構成するすべての要素である、人、仕事、時間、財産、物なども、本当に必要なものだけが美しく整ってきます。すると、おのずとあなたのリスク管理能力は高まり、心と体にも余裕が生まれ、その人生はますます大きく飛躍できるものへと変わっていく——。そう、つまりはそれが、これからのあなたの人生をまさに死ぬそのときまで充実させるほうへと変えてくれる、究極の極意の１ミリなのです。

１ミリの極意

最期を具体的に意識し「身辺整理」をする。リスクは常に覚悟を持って自分で管理する。

40 超一流の人は、ストレスと遊ぶ

超一流の人は、ストレスを多角的に捉えるということは、前にもご説明させていただきました。しかも、さらにいえば、**超一流の人ほど、ストレスと遊ぶ**ことさえできています。

でも、それはなぜなのでしょうか。

それは、超一流の人になればなるほど、ストレス＝自分に不安を与えるものから逃げないで、それをきちんと直視できているからです。

たとえば、自分にとって非常に不安を与えるAというアクシデントが、ひとつ、現れたとします。

でも、そのとき、「あ、嫌だな」と目をそむけないで、「A」と紙に書き出してみます。そして次に、そこから生まれるリスクの可能性を、1＝「最良の結果」、2＝

「まあまあ」、３＝「最悪」の３つのパターンに想定して考えてみて、紙に書き出してみる。すると、人というのは不思議なもので、その時点で、その「A」から受けるストレスは、かなり解消されてしまっています。なぜなら、「あ、最悪の場合なら、３のパターンになるのだな」と、クリアに意識することで、それまであった、「いったいこの先、自分はどうなってしまうんだろう?」という、漠然として曖昧模糊な「不安のグレーゾーン」がなくなり、結果、それに対する気構え＝リスク管理が、おのずとできるようになるからです。つまり、この書き出し術の効果は、ストレスを直視することによって、不安のグレーゾーンをなくすことによるのです。なぜなら人は、その事柄＝ハプニングの大小というよりも、それによって引き起こされる「不安のグレーゾーン」の大きさによって、そのストレスや恐怖を増大させてしまうからなのです。

また、**ストレスは、ひとつではなく、その数が多いほどじつは、そのハプニングから起こる自律神経の乱れが少なくなります。**

たとえば、いま、ものすごく自分を悩ませていると感じるいちばん大きな事柄＝ハプニングを、ひとつ、紙に書き出してみます。次に、中くらいのもの、些細なものと、どんどん自分にとってストレスになっていると感じている事柄を書き出していく。すると、やはり不思議なもので、最初に書いたいちばん大きなストレスも、書き出すストレスが増えるたびに、「あれ、そう大したこともないかもしれないな」と思えてきます。この「書き出し術」は、私もよくやるのですが、10個も書き出せば、それを書き終わる頃には「なんだ、自分はこんなことであんなに嫌な気持ちになっていたのか」と我ながら可笑しくなるくらい、大半のストレスがすっきりクリアになっています。

そう、つまりは、このふたつの書き出し術こそが、ストレスと遊べるようになるための極意の1ミリなのです。

そして、超一流の人は、この「書き出し術」と同じことを、自分なりのやり方でつねに意識しています。

だから彼らは、プレッシャーにも負けないのです。

よく「超一流の人は、プレッシャーを感じない」「プレッシャーに強い」といわれますが、それは私から見ると正しい表現ではありません。超一流のアスリートでも、プレッシャーはもちろん感じています。しかも、「自分はプレッシャーに弱い」とさえ感じています。ただ、そんな彼らが**プレッシャーに負けない理由は、そのプレッシャーから目をそむけないで、逃げないで、そこを直視しているから**なのです。

本書でたびたび例に挙げさせていただいている日本最速レーサーの秋吉耕佑選手も、まったく同じです。彼が、時速３００キロを超えるスピードに、まったく恐怖を感じていないわけではないのです。もちろん恐怖を感じています。けれどもそれを直視して、「じゃあ、これこれ、こういう手を打とう。そうすれば、自分はこの恐怖に立ち向かえるな」と、私が申し上げた「書き出し術」と同じことを、その意識のなかで瞬時に行っているのです。また、おそらくそれは、宇宙空間で船の機能が故障するという究極のプレッシャーに見事に打ち勝ったアポロ13号の乗組員も同じだったのではないかと、私は思うのです。

人はプレッシャーに強くある力も必要ないし、逆にいえば本当にプレッシャーに強い人間なんてそうは存在しません。プレッシャーに負けない超一流の人と、そうでない人との差とは、そのプレッシャーから逃げないで、それを直視できるかどうかだけなのです。

１ミリの極意

ストレスを書き出すことでストレスを消化する。プレッシャーを直視する。

41

超一流の人は、自慢をしない

超一流の人になればなるほど、彼らは自分の過去を美化しません。

なぜかといえば、彼らは、**自分の過去の栄光や業績に、一切、振り回されていない**からです。

しかも、さらに興味深いことは、超一流になればなるほど、「自分がいなかったらダメだ」とは、これっぽっちも考えていません。私のよく知るスーパー外科医たちでさえ、自分の代わりはいくらでもいると、本当に心からそう考えています。

逆に、そうでない人に限って、「自分がいなくなったら組織がダメになる」とか、「自分がいなかったらダメだ」と思い込み、周りにもそう断言したりするのです。

以前、私の留学先の病院で、こんなことがありました。

まだ若い外科医のひとりが、「自分がいなくなったら、ここは大変なことになる」

と、つい自分の能力を過信して、周りにもそう吹聴していました。でも、あるとき、それをひとりの教授が耳にして、穏やかに、しかしきっぱりと「○○君、そんなことを言ってはダメだよ。組織というのは面白いもので、私の代わりも君の代わりも、誰でもたくさんいるものなのだから」と、たしなめたのです。私はそのやりとりを間近にして、超一流の人の持つすばらしい謙虚さとともに、その深い叡智に基づいた言葉を、私自身の胸にも深く刻み込んだのでした。

このエピソードだけに限らず、超一流の人ほど、本当に自分の代わりはいくらでもいると思っています。

それは彼らが、つねに超一流に謙虚だからです。だからこそ彼らは、自分の過去を美化したり、自分の自慢を口にすることは、本当に、一切、ないのです。

よく、自分をよく見せようと、過去の栄光をえんえんと得意げに語る人がいますが、それは聞かされている相手をうんざりさせてしまうだけで、自己アピールという点でいっても、まったく逆効果です。しかも、そのうんざりした雰囲気が、自分自身を含めたその場にいるすべての人の自律神経を乱してしまうので、結局、その人の心と体にとっても、メリットは、まったく何もないのです。

ですから、超一流の人は、自分の成功談ではなく、むしろ自分の失敗談をネタにして、その場の雰囲気を楽しく、愉快なものにします。本当に、超一流の人になればなるほど、彼らは、どんな人の前にいても自分の弱みやダメな部分を、あっけらかんとさらけ出すことができるのです。

また、彼らは、見栄をはったり、知ったかぶりをすることもありません。自分ができないこと、自分が知らないことについては、「自分は、それはまだできません」とか、「自分はそれは知りませんでした」と、率直に、相手に伝えます。それは、彼らが、自分はこの世界から見ればまだまだ無知であると意識すること、もっといえば、つねにこの世界と謙虚に向き合う大切さを、クリアに分かっているからです。

古代ギリシャ随一の哲学者であるソクラテスの有名な言葉に、「無知の知」、つまりは**「真の知の探究とは、まずは自分が無知であると自覚することこそが始まりである」**というものがありますが、どんな分野においても、まさに超一流の人ほど、そのことをクリアに意識しているのです。

ですから、もしもあなたがいま、自分を超一流のほうに変えたいと願っておられるなら、自分の無知を自覚する、つまりは謙虚になる意識が、本当に大事だと思います。

そして、そのためには、まずは人に自分の自慢話をすることをしない、という意識を持つこと。つまりは、それがあなたの心と体を健やかにするだけでなく、その人徳を高め、人間関係をもより超一流のほうへと変えてくれる、極意の1ミリです。

とはいえ、人は、心と体に余裕がないとき、あるいは自分自身への根本的な自信を失っているときほど、ムダに見栄をはったり、かっこうをつけたり、知ったかぶりをしてしまいがちです。ですから、意識して慎んでいるはずなのに、ついむくむくと人前で自慢話をしたい気持ちが湧いてきたら、「あ、いま、自分は余裕がないんだな」と意識すること。そして、ゆっくりひとつ深呼吸をする。あるいは先にご紹介した自律神経を整える「1：2の呼吸法」ができれば、それはもう、あなたにとって最高の極意の1ミリとなるはずです。

1ミリの極意

自分の代わりはいくらでもいると自覚する。見栄をはらず、知ったかぶりをしない。

42

超一流の人は、自らへの自信を日常のなかでこそ積み上げる

超一流の人は、謙虚であると同時に、根本的なところで、自分に対しての揺るぎない自信を持っています。

一方、そうでない人は、根拠のない自信に頼りがちです。

若い頃はとくに「根拠のない自信も必要だ」と、いわれたりします。たしかに、それも一理あります。自分に自信がないよりは、たとえ根拠のない自信でもあったほうが、たしかに「前に進む力」は湧いてきやすいからです。けれども、それは根拠がない、地に足がついていないがゆえに、ちょっとした壁にぶつかると、あっけなく、ぐらついたり、壊れてしまったりする――。そのとき、人は、簡単に心が折れてしまったりするのです。

ですから、超一流の人は、自らの自信を、自らの経験のなかでのみ培っていきま

す。もっといえば、超一流の人は、どんなことがあっても揺るがない、どっしりと地に足のついた**真の自信を身につけるためには、「経験の積み重ねしかない」**ということを、クリアに分かっているのです。

たとえば、ふたりの人が、日本のなかでは超一流だといわれるレストランに会食に招かれたとします。

ひとりは、学生時代に貧乏旅行で訪れたパリで、「何事も経験だから」と、当時のその人としては、なけなしのお金をはたいて、パリの超一流レストランでディナーをした経験があった。

もうひとりは、残念ながら、そういう経験をしていなかった。

すると、やはり、経験をしたことがある人のほうが、おどおどせずに、自信を持ってその会食にのぞめる――。これは、とても極端な比較ではありますが、やはり、人というのは、そういうものなのです。

また、日本が誇る建築家の安藤忠雄さんも、経験のなかで、超一流の自信を培われた方だと思います。プロボクサーの道を断念して、独学で「建築家になろう」と決意されたとき、安藤忠雄さんはまず、世界で超一流といわれる建築をその目で見るため、さらには世界のさまざまなことをその肌で感じるために、木工家具の製作で貯めたお金をはたいて世界各地を放浪されたといいます。そして、そのときの経験が、おそらく、現在の安藤忠雄さんの、世界のどんな超一流の人に対しても堂々とつき合える、揺るぎない自信の元になっているのだと、私は思うのです。

けれども、私は決して、だからあなたもいまからすぐにパリの超一流レストランで食事をしたり、世界を旅するような「特別な経験」をしてくださいと申し上げているわけではありません。

超一流になるためにいちばん大事なことのひとつは、自分に対して揺るぎない自信を持つこと。そして、それは「経験」でしか培えないこと。それは、もちろん事実です。けれどもそれは、普段の日常のなかでも、どんな人でも、いまからすぐにできることなのです。さらにいえば、超一流の人になればなるほど、どんな**「特別な経験」よりも、「日常の経験の積み重ね」のほうこそ重要である**と、クリアに意識しているのです。

たとえば、自分は一切、人の悪口や不平不満を言わないと、日々、こつこつ意識して生きている。たとえば、自分は心と体の健康のために、日々、運動や食事を大切にすることを、こつこつ意識して生きている。たとえば、いつも周りの人に素直に「ありがとう」と言えるように意識して生きている——。それらはすべて、一見、小さな経験のように思われますが、じつはその積み重ねこそが、どんなに大きく特別な経験よりも、その人を超一流の自信ある人へと変えてくれるのです。

どんな小さなことでも、心と体をよりよく変えるために自分が「やろう」と決めたことを、日々、こつこつと意識して、それを積み重ねていく。その達成感の積み重ねこそが、あなたの心と体を、その根本から超一流に変える1ミリの極意です。

そして、それができたとき、あなたには、おのずから凛とした気品さえ漂うようになる――。それは、どんな超一流の人も認める、すばらしい、まさに超一流の品格＝自信です。すると、あなたの周りには、自然に、超一流の人たちが集まるようになる。

いい自律神経がいい自律神経を呼ぶという法則通り、超一流の品格＝自信は、超一流の人を呼ぶのです。

1ミリの極意

自らの自信を、自らの経験のなかでのみ培う。
自分に対する揺るぎない自信を持つ。

43 超一流の人は、先人の遺産を大切にする

超一流の人は、つねに明日＝未来について考えていると思われがちです。

もちろん、「大志を抱き、それに向かって生きる」という意味においては、そういう部分もあるでしょう。けれどもその前に、超一流の人になればなるほど、彼らはつねに、先人の遺産に敬意を払うことを意識しているのです。

２０１１年にテレビドラマ化され、大変な高視聴率を記録した『ＪＩＮ－仁－』という作品があります。現代の外科医が幕末にタイムスリップをして、医師として、本当に大切なものは何かを学んでいく――。そのストーリーは、同じ外科医の立場としても、非常に興味深いものがありました。しかしながら、あの作品は、ひとりの医師の成長ということだけではなく、「超一流になるための極意」という意味においても、とても大事なことを描いていたのだと、私は思うのです。

普通に考えれば、幕末と現代を比較すると、現代のほうが、もちろん医療は進歩しています。あるいは、人々の生活レベルも、経済レベルも、当然、現代のほうが豊かで、進歩しているように感じます。ですから、幕末の時代の人が、その150年後の現代にタイムスリップして、そこで新しい知識や技術を学んでいくことのほうが、一見、理にかなっているような気がしがちです。けれども、『JIN-仁-』では、その設定がまったく逆です。現代の人が、一見、何もかも遅れているように思える過去に遡る。そこで初めて、人として医師として、本当に大切なものを学んでいくというものです。つまりあのドラマは、時代が進歩したから過去のものをないがしろにしていいということではない、**本当に大切なことを知るためにはまずは先人の遺産に学ぼうとする意識こそが大事**なのだということを、そのテーマにはらんでいるのです。

そして、超一流の人になればなるほど、そのことをつねに意識しています。古代中国の思想家・孔子の『論語』のなかに「温故知新（ふるきをたずねて、あたらしきをしる）」という言葉がありますが、超一流の人はまさに、その大切さがクリアに分かっているのです。

本当に、超一流の人は、仕事でも研究でも、あるいはその心と体の健康においても、何か壁にぶつかったり、判断に迷ったときほど、過去の偉人たちが何をしたかを振り返り、そこから学び直すことを意識しています。あるいは、身近な先輩や目上の人の意見に、自分から素直に耳を傾けようとします。そして彼らは、そういう先人たちの遺産に謙虚に学び、そのなかから改めて、いまの自分をよりよく変えるためのヒントを見出そうとするのです。

また、超一流の人は、**「明日」ではなく、まずはいま、今日この1日をしっかり生きる**ことの大切さも、身にしみて知っています。一足飛びに明日を見るよりも、まずは今日を精一杯、充実させて生きること。そうすれば、おのずとよりよい明日が開けてくるということを彼らは、あまたの先人の知恵や人生訓＝遺産から、つねに学びとっているからです。

けれども、ただ漠然と、「だから、とにかく今日の一瞬一瞬を、精一杯、生ききろう！」と意気込むだけでは、それをいきなり100％実行に移すということは、よほど強靭な意志の持ち主でもない限り、本当に難しいことだと思います。「今日できることは今日済ましてしまおう」と意気込んでも、3日も経てばつい、「あ、明日まで延ばせるものだったら、明日に回そう」と考えてしまうのが、生身の人間というものだからです。

ですから、まずは、些細なことでいいのです。むしろ、些細なことのほうがいいのです。いますぐにでも無理なく実行できる、心と体のパフォーマンスを高める些細ないいことを、日々、こつこつと意識していく。たとえば、ペットボトルの水を必ずバッグに持ち歩き、心が乱れそうになったときほど、こまめに水を飲む意識をする。あるいは落ち込みそうになったときほど、口角を上げてにっこり微笑む意識をする。それだけでも、自律神経を整えるにはとても効果的ですから、それだけでもいいのです。その意識の積み重ねこそが、結局は、あなたの今日の一瞬一瞬を、より充実したものに変えていく――。つまりは、それが今日を生きるあなたに変わる、極意の1ミリです。

そして、そのなかで迷ったときは、素直に先人の知恵＝遺産に学ぶ意識を持つことができれば、もう最高です。なぜなら、歴史を顧みる＝故きに学ぶということは、その人の足をしっかり地につけ、その自律神経を高いレベルで整えてくれる効果もあるからです。

1ミリの極意

まずは身近な目上の人の意見に素直に耳を傾ける。
いまの自分を変えるためのヒントを常に見出す。

44 超一流の人は、「共鳴力」がある

超一流の人は、どんな人やものに対しても、その超一流の部分＝尊敬すべきよいところを見出したら、素直にそれに共鳴する力に優れています。いってみれば、超一流の人になればなるほど、彼らには、本当の意味での「共鳴力」があるのです。

たとえば、京セラ・第二電電（現・ＫＤＤＩ）の創業者であり、現在は日本航空取締役名誉会長である稲盛和夫さんも、そのご著書やインタビュー記事を拝見していると、まさに超一流の「共鳴力」を持っておられると、本当に敬服してしまいます。

２０１０年、稲盛和夫さんが無報酬の代表取締役会長として日本航空の再建を引き受けられたとき、社内の人たちの意識は残念ながら、「何が何でも自分たちの手でこの膨大なマイナスからの再建をしなければいけないのだ」というものからは、なかなか程遠いものだったそうです。けれども、稲盛和夫さんは上から一方的にものを言う

のではなく、まずは勉強会を開き、自分は無報酬であるけれども自腹で飲み物などの差し入れもして、さらに自ら率先して腹を割って、社員の人たちと本音の意見交換ができるようになるようにと、つとめられたそうです。また、稲盛和夫さんが主宰されている若手経営者向けの経営塾「盛和塾」では、学歴・経歴ともに本当にさまざまな人たちが集まって来るそうですが、そのなかには若い頃、そうとう社会に反発した経験があったり、ぐれたり、やんちゃをしていた人も、少なからずいる。けれども稲盛さんは、どんな人に対しても、それぞれのなかに超一流のよさを見出し、そこに共鳴し、そのうえで、自らの経営哲学をあますところなく伝えようとされる。ですから、その姿勢に触れた塾生たちはまさに涙を流すほどに感激し、まるで別人のようになって、すばらしい経営者へと育っていくそうです。

そのようなエピソードをお聞きするだけでも、稲盛和夫さんは超一流の経営者というだけではなく、超一流の共鳴力を持った、まさに超一流の指導者でありリーダーであることを、ご推察させていただけるのです。

もちろん、それは稲盛和夫さんおひとりに限ったことではありません。どんな分野の方であっても、本当に**超一流の人になればなるほど、人や自然やもののすばらしいところを見出し、そこに素直に尊敬したり、感動できる「共鳴力」に優れているの**のです。
　たとえば、超一流の画家は、まさに自然や人間の美に対する共鳴力に優れていま
す。あるいは、音楽家やアーティストも、そうでしょう。さらには、２０１２年、受
賞後からじつに21年かかってついにノーベル平和賞受賞のすばらしいスピーチをされ
たアウンサンスーチーさんも、その不屈の原動力は、ミャンマーの自由と平和を願う
民衆ひとりひとりへの共鳴力、平和への共鳴力なのではないかと、私は思うのです。
人は、何かに共鳴することによって、その人や自然やものが持っているすばらしい力を、もっとも効率よく、自分のなかにも取り入れることができます。
　ですから、素直に相手の良さに感動できる力、あるいは、その人の思いを、その人と同化するぐらいに思いやれる力、すなわち「共鳴力」があればあるほど、その人の心も体も人生も、どんどん大きく豊かなものになっていきます。逆に、自分より優れた人やものに対してつねに反発したり、妬んだり、ケチをつけたりしていると、その相手から何も学べないだけでなく、相手からも反発され、ひいてはその人の心も体も人生も、どんどん貧しく、つまらないものになってしまうのです――。
　とはいえ、私は決して、心からいいと思えないものに対してまで、無理やり共鳴すべきだと申し上げているのではありません。健康法でも何でも、人からいいと言われ

たことをやたらめったら鵜呑みにすると、それは一歩間違えば、危険な「妄信」となってしまいます。そうではなく、自分が本当にすばらしいな、尊敬できるなと思ったことだけ、これまでよりもちょっと意識して、素直に認めること。たとえば、人であれば、「ああ、この人のこの部分は、本当に自分にはないところだ、すごいな、尊敬できるな、すばらしいな」と認めることを意識する。自然であれば、「ああ、なんて美しい色だろう、やっぱり自然の造形美というのは神秘的ですばらしいな」と、認めることを意識する——。それが、あなたの共鳴力を磨くための極意の1ミリです。

そして、本当の意味での「共鳴力」は、とくにこれからの時代の真のリーダーシップにも不可欠なものでもあると、私は確信しています。

1ミリの極意

**どんな人に対しても、それぞれの良さを見つける。
自分より優れた人に対して妬まない。**

45
超一流の人は、健康のための本当の「心・技・体」を心得ている

日本の国技である相撲においても、あるいは柔道や剣道などの武術の世界でも、「心・技・体」の3つを備えている人こそが、超一流であるといわれます。

そして、それは超一流の健康においても、まったく同じです。

本当に、超一流の人になればなるほど、本当の「心・技・体」を心得て、日々、それを意識しています。

しかしながら、超一流の心と体を作るための「心・技・体」とは、みなさんがイメージしているものとは、少し違います。もっといえば、その順番が、まったく逆なのです。

たとえば、ある人が「自分はたんに体が健康というだけでなく、超一流の強く健やかな心を持った人に自分を変えていきたいのだ」と、相談に来られたとします。

そんなときでも私はまず、その人の「体」を変えることをアドバイスさせていただきます。なかでも、とりわけ**「食」「適度な運動」「睡眠」**の3つを質のよいものへと変える意識をすることを指導させていただく――。なぜなら、それが、**超一流になるための「体」を作る最大のキーワード**だからです。

「食事」については先の項で詳しく申し上げた通りですが、「適度な運動」も、本当に超一流の「体」を作るためには、必要不可欠なものです。

まず、適度な運動は、過度な食欲を抑制してくれます。加齢によって低下しがちな成長ホルモンの分泌も促進してくれます。さらに、男性は30歳、女性は40歳をメドにガクンと下がる自律神経も高いレベルで整えてくれる――。

つまり、適度な運動は、健康のみならず、アンチエイジングという面においても、さらに心と体のパフォーマンスを向上させるという面においても、絶大な効果をもたらしてくれるのです。

とはいえ、マラソンやトライアスロンなど、いきなり激しい運動を始める必要は、一切、ありません。たとえば、週に1~2回、私が研究している「セルエクササイズ」をやってみるとか、あるいはスポーツジムで軽く泳いだり、汗を流せれば理想的ですが、それも難しい人は日常のなかで、できるだけ「よく歩くこと」を意識すること。たとえば通勤電車では座らない、さらに3階まではエスカレーターではなく階段を使う。そう意識するだけで、1日6000~7000歩くらいは、わりと簡単にクリアできるはずです。そして、そのうえで、時間のあるときは簡単なストレッチをすることを心がける――。それだけでももう、「適度な運動」としては、十分なのです。また、そういう**日々の「適度な運動」への意識は、「質の良い睡眠」にもダイレクトにつながってきます**から、そこに「食」を加えれば、あなたの「体」はもう本当に、どんどん超一流のほうへと変わっていきます。

さあ、そこまでくれば、次は「技」です。

そして、超一流になるためのいちばんの「技」とは何かといえば、それは「整理整頓」です。なぜなら、先の項でも繰り返し申し上げてきた通り、「整理整頓」とはまさに、超一流の心を作る極意中の極意だからです。人の整理、物の整理、時間の整理、お金の整理――、それらの整理整頓がきちんとできさえすれば、心も自然に整ってくる。さらにいえば、何も難しい精神修養などしなくても、超一流の「心」とは、「体」と「技」さえ意識すれば、おのずとついてくるのです。

そして、それこそが、超一流の健康を作る、本当の意味での、「心・技・体」なのです。人というものは不思議なもので、この項でご紹介したことを1か月でもこつこつ意識することをつづけていくと、どんな人でも、まず佇まいが見違えてきます。背筋がピンとなり、歩き方が颯爽としたものになり、さらにはその話し方や仕草や立ち居振る舞いも、どんどん美しく自信に満ちたものに見違えてくる――。それはまさに、「体」と「技」が、その「心」まで、超一流のほうへと整えていくという証明なのです。

ですから、まずは、**本当の「心・技・体」を意識すること。**もっといえば、「体」から入って、次に「技」＝整理整頓をすることを意識すること。

つまりはそれが、あなたを超一流の心と体＝最高の健康のほうへと導いてくれる極意の１ミリなのです。

１ミリの極意

「適度な運動」は過度な食欲を抑制し老化を遅らせ、
「質の良い睡眠」をもたらす。

46
超一流の人は、よく眠る

超一流の人は、「睡眠」を大事にします。

先程の項でも申し上げた通り、睡眠は、超一流の「体」を作るための3大要素のひとつです。さらにいえば、**深さ・長さともに質の良い睡眠がとれるかどうか**は、本当に**100%自律神経に影響を与えます。**

質の悪い睡眠をつづけていると、その人の自律神経は、どんどん乱れていきます。徹夜をしたり、意味もなくだらだら夜更かしをしたり、夜遅くまで暴飲暴食をしたり――、そんな日々をつづけていくなかで、その人の自律神経はどんどん乱れ、結果、体のなかの血流は滞り、血液はドロドロになり、腸や肝臓などの内臓の働きもどんどん低下します。ですから、結局は、頭の働き＝脳の働きを含めた心と体のパフォーマンスまで、ガクンと落としてしまうのです。

たとえば、徹夜をした翌日に自分の動きがスローモーションのように感じたりするのは、まさに「睡眠不足」から自律神経が乱れ、体の血流が悪くなったことで起こる現象です。また、ある程度の睡眠はとっているはずなのに、朝、起きてもまったく疲れがとれていない。あるいは、眠りが浅くて、夜、何度も目が覚めてしまう。あるいは、不眠症などの睡眠障害も、そのケースのほとんどは、自律神経が乱れた結果、睡眠の質が悪くなって起こる現象なのです。

一方、**深さ・長さともに質のよい睡眠をとれている人は、毎日、体内時計がきちんとリセットされます。**すると、ホルモン分泌や細胞の若さにダイレクトに影響する時計遺伝子も活性化し、自律神経もどんどん高いレベルで整ってきます。結果、極端にいえば、毎朝、心も体も新しい自分として蘇ることができる――。ですから、超一流の人になればなるほど、「よく眠ること」を重要な仕事のひとつだと心得て、つねに意識しているのです。

でも、具体的には、どうすれば質のよい睡眠をとることができるのでしょうか。

それにはまず、夕方から夜、布団に入る前までの間に、「いかにスムーズに副交感神経を上げておくか」ということがポイントになります。

できるだけ寝る3時間前までに夕食を済ませておく。遅くなる場合は、軽く消化のよいものにする。39度〜40度のぬるめのお湯に15分前後の半身浴をする。軽くストレッチをする。短い日記をつける。楽しい映画やテレビを見て、ひと笑いする。灯りを暗くし、アロマやお香などを焚いてリラックスする――。これらはすべてプラス＝副交感神経を効果的に上げてくれるものです。

逆に、極度に興奮する過激な音楽や映像を観る。ぐちぐち長電話をする。ケイタイやパソコンを長時間使う。部屋の灯りを昼間のように強く明るいものにする。不平不満を言う。喧嘩をする。40度以上の熱いお風呂やサウナに長時間入る。アルコールを含めた暴飲暴食をする――。これらはすべてマイナス＝副交感神経の働きを低下させるものです。

ですから、もしもあなたがいま、とくに不眠症などの睡眠障害で悩んでおられるとしたら、そのなかの1個でもいいから、ここに挙げたプラスの具体例を実行し、マイナスの具体例を減らす意識をすること。それが、あなたの睡眠を質のよいものへと変えていく極意の1ミリです。

また、**睡眠の長さということでいえば、6時間が目安**です。とはいえこの忙しい現代において、毎日きちんと6時間を確保するのは難しいという人も多いことでしょう。その場合は、1・5時間、3時間、4・5時間――と、つまり**「1・5時間」単位**

で、そのとき可能な睡眠時間を設定するのがおすすめです。なぜなら、「1・5時間」というのが、いわゆるレム睡眠とノンレム睡眠＝人が熟睡したと感じられる睡眠のサイクルだからです。ですから、そのサイクルに合わせて目覚めると、睡眠時間が短くても、案外と快適に目覚められるし、自律神経も乱れません。逆に、たとえばサイクルの途中で無理やり起こされると、不快な感じがして、自律神経も乱れやすくなってしまうのです。

さらに、質ということでいえば、余裕がある人は、寝具にこだわっていただいても、もちろん構いません。ロンドンオリンピックの日本選手団も、わざわざお気に入りのマットレスを持ち込んだように、やはり、いかに自分なりに意識して、工夫して、質のよい睡眠をとるかということは、いってみれば、超一流の人生のための必要経費だからです。

1ミリの極意

副交感神経をスムーズに上げてから眠る。
「1・5時間」単位で可能な睡眠時間を確保する。

47 超一流の人は、病気を諦めない

超一流の人は、病気を諦めません。

さらにいえば、超一流の人になればなるほど、**病気にならないことに対して積極的**です。

もちろん、どんな人でも、できれば病気になどは、一生、かかりたくありません。でも、そうは思いながらも、ついつい病気にかからない対策＝リスク管理を怠ってしまう。日頃の「予防意識」もそうですが、せっかく体が「不調」というサインを出してくれているのに、病院に行かない。健診を受けない。そして、おうおうにして、小さな不健康のタネをどんどん大きく育ててしまうのです。

一方、超一流の人は、たとえそれがごくごく小さなものであっても、自分の体のなかに芽生えた「不健康のタネ」は、さまざまな手段を駆使して、極力、迅速にそれを処理してしまおうとします。

そして、もしも万が一、病気にかかってしまったら、そこから逃げないで直視します。そのうえで、自分ができる最善の対策＝方法を、あらゆる角度から熟慮して、それをすかさず「行動」に移します。

なぜなら彼らは、**「何がいちばん後悔することか」ということをクリアに分かっているから**です。

「あのとき、もっと早く、病院に行って検査を受けていたら」

「あのとき、もっと早く、別の対応をしていたら」

超一流の人になればなるほど、そういう後悔だけは何よりも避けたいと思っています。ですから彼らは、日々、後悔しないように、病気にならないこと、さらには病気を諦めないことを意識して、その対策に向かって積極的に「行動」を起こしていくのです。

その結果、万が一にも、よくない結果になったとしても、彼らの意識のなかには、「後悔」という言葉はありません。

「これだけ考えたのだから、納得がいく」

「これだけやったのだから、諦めもつく」

と、潔く現実を直視し、受け入れる。そして、その現実のなかで、最後の最後の瞬間まで、自分も自分の周りの人も、みんながいちばん生き生きと輝けることを見出していく――。つまりはそれが「超一流の人は、病気を諦めない」ということだと私は思うのです。そしてそれは、医師の立場からしても脱帽せずにはおられない、まさに超一流の姿です。

先にも述べましたが、その人が本当の意味での超一流の幸せな人だったかどうかというのは、その**寿命の長短に限らず、最後の最後に後悔なく、にっこり微笑んで逝けるかどうか**だと私は思うのです。

超一流の役者さんが、「できれば自分は舞台の上で死にたい」と願うように、その人が思う幸せな生きざま、死にざまは、その人それぞれです。

たとえば、紳士服のＡＯＫＩ（ＡＯＫＩホールディングス）の青木擴憲《ひろのり》会長は、「いちばん最高の死に方は、仕事の指示を出しながら死ぬことだ。もっといえば、その仕事の志の半ばでバタンと倒れる人間こそが、最高の死に方ができた人間なんだ」ということを語っておられましたが、それは紳士服流通の革命児である青木会長らしいイメージだと、私も非常に感心しました。

けれども、どんな人に対しても共通していえることは、その幸せな人生の幕引きを支えているのは、病気=現実を直視する潔さだと私は思うのです。その結果、病気に対しても仕事に対しても人生に対しても諦めない力が湧いてくる――。ですから、つまりはそれが、極意の1ミリだと私は思うのです。

しなくていい後悔のタネは、できるだけ小さなうちに摘んでしまう。それができるために必要なのは、ほんのちょっとの潔さ=勇気を出すことだけです。もし、それさえ難しいなら、もう機械的に済ませてしまう。たとえば、「あ、ちょっと歯がおかしいな」と思ったら、たとえ歯医者の予約をしていなくても、手帳を開いてそのスケジュールの空欄に「歯医者検査」と書いてしまう。すると、人というのはおかしなもので、書くことによって自然に意識が動いていくのです。そう、思ったら、まずは手帳に書く。それもあなたを超一流の後悔のない人へと変える、最短の極意の1ミリだと思います。

1ミリの極意

どんな結果になったとしても、「後悔」しない。病気=現実を直視してなお諦めない。

48 超一流の人は、大志に向かって生きていく

超一流の人は、大志に向かって生きています。

しかも、興味深いことに、歴史をひもといてみると、**大志に向かって生きた人ほど、おうおうにして長寿をまっとうしていることが多い**のです。

たとえば、『富嶽三十六景』などで知られる浮世絵師・葛飾北斎もそのひとりだと思います。葛飾北斎は、いまから約250〜150年前、江戸時代後期に生きた人ですが、文献によると彼は、昔でいう卒寿＝90歳（現代の満88歳）でその生涯を終えたとされています。現代に比べるとはるかに平均年齢が短いその時代に、なぜ彼はそれほどの長寿をまっとうできたのでしょうか。もちろん、もともと体質が頑健であったということもあるかもしれません。けれども私は、それは葛飾北斎という人のなみなみならぬ大志のお蔭なのではないかと思うのです。記録によると、北斎は、70歳に

なっても、80歳になっても、つねにもっと画が上手くなりたい、まだまだ上手くなりたいと、ひたすら思いつづけていたそうです。しかも、それは人との比較ではありません。彼の意識のなかにあったのは、つねに自らの胸に秘めた大志＝天上の世界です。ですから北斎は、その死の間際にも、「天がもしあと５年、自分の命を長らえてくれたなら、必ずや本物の画工になれただろうに」と、残念そうに言い残した――。つまり、大志に向かうそのなみなみならぬ情熱が、北斎の卓越した生命力の元になっていたのだと、私は思うのです。

また、日本で最初に正確な日本地図を作製したことで知られる伊能忠敬も、当時としては非常に高齢の満74歳という長寿をまっとうしています。しかも、彼が日本地図の作製のために、はてしない測量の旅に出たのは、息子に家督を譲って隠居をした50歳を過ぎてから。現代のような交通機関はもちろんなく、50歳を過ぎたその身にふりかかる旅路の過酷さは、おそらく私たちの想像を遥かに超えたものであろうと思います。けれども、彼は、そんななかで、自らの大志のためにひたすら歩き、測量をつづけた。それが、彼の自律神経のレベルを高め上げ、その生きる力を最大限に発揮しえたのではないかと、私は思うのです。

さらに現代の画家でいえば、パブロ・ピカソもやはり、91歳という長寿をまっとうしていますが、彼もまた、その死の直前まで自らの大志＝新たな芸術を追求しつづけた。それが、彼の卓越した創造力＝生命力の源になっていたのではないかと私は思うのです。

このように、**大志に向かって生きるということは、何よりもその人の生命力を最大限に引き出してくれる。**ですから、大志に向かって生きるということは超一流になる極意というだけでなく、長寿＝心と体の健康にとっても、最高の妙薬のひとつではないかと私は思うのです。

とはいえ、何でもいいから大志を抱けといっても、それはなかなかできにくいことだと思います。けれども、「目標」を考えるということなら、どんな人でも、いますぐにでもできるはずです。しかも、最初の目標は、ほんの小さなもので構いません。たとえば、映画や読書が好きな人なら、「この1年は、自分の内面を磨くために、毎月5冊は必ず読書をする」、あるいは「感性豊かな人になるために、この1年は毎月1回は必ず自然のなかに出掛けていく」でも、いいのです。またもちろん、本書でおすすめしたように、「この1か月は、とりあえず人の悪口を一切言わないように意識すること」というのでも、いいのです。

つまり、それが極意の1ミリです。なぜなら、**「何でもいいから目標を設定して、**

それを意識する」というただそれだけでも、あなたの自律神経はどんどん整ってくるからです。逆に、漫然と無目的に生きるほど、自律神経を乱す勿体ない生き方もないのです――。

そして、そうした小さな目標をこつこつ意識していくうちに、その目標の範囲は、自然に長く、広くなっていきます。最初は１か月、１年単位の目標だったのが、５年、10年、20年、30年となっていく。しかも、人間というのは不思議なもので、最初は自分のためだけのことだったのが、どんどん自分だけでなく、周りにも、社会にも、世界のためにもよいもの――と、その目標のレベルもどんどん高くなってくる。そうなれば、もう最高です。それは、あなただけがイメージできる超一流の大志だからです。

どんな小さな目標からでも、それをこつこつ意識していけば、いずれは自分を変え、世界を変える大志は見出せる――。それを意識することも、１ミリの極意なのです。

１ミリの極意

人との比較ではなく、常に自らの胸に大志を抱く。
目標を意識するだけで自律神経は整う。

49

超一流の人は、チャレンジをしつづける

超一流の人は、いつでも新しいチャレンジをすることを、意識しています。

仕事においてはもちろんですが、たとえ仕事を引退しても、自分の人生のなかで、つねに新たな目標を見つけて、それに向かって挑戦をしつづけます。

たとえば、2012年に101歳になられた医師の日野原重明先生は、90歳を過ぎられてから、ミュージカルの作曲にチャレンジされたり、ゴルフを始めたいとおっしゃったり、つねにそのいつまでも瑞々しいチャレンジ精神は、まさに超一流のものであると、感服いたします。

さらに、登山家の三浦雄一郎さんも、80歳を迎えられてなお、この2013年3月に3度目のエベレスト登山をするというチャレンジに向かわれています。成功すれば、もちろん世界最高齢の登頂者――、その超一流の勇気とチャレンジ精神には、ま

さに脱帽のほかはありません。

もちろん、このおふたりのようなことは、誰にでも真似できるものではありません。けれども、小さなチャレンジであれば、きっと、いまからすぐにでもできるはずです。たとえば、これまでやったことのない料理にチャレンジしてみる。たとえば、これまで歩いたことのない道を歩いてみる。たとえば、これまで読んだことのない本を読んでみる――。本当に、どんな小さなチャレンジでもいいのです。

そして、たとえ小さなチャレンジでもつねに意識しつづけていくことは、心と体の若さを維持するためには、非常に大切なのです。

人というのはおかしなもので、「現状維持」をしようとすればするほど、その途端に成長が止まってしまいます。さらにいえば、自律神経のバランスも低下し、心と体のパフォーマンスも、どんどん下がってしまいます。つまり、**現状維持しようと意識した途端、その人は心も体も、どんどん後退してしまう**のです。

ですから、超一流といわれる人ほど、いくつになっても、積極的に、自分なりのチャレンジをしつづけています。逆にいえば、その旺盛なチャレンジ精神こそが、その人を超一流にまで導いたのかもしれないとさえ、私は思うのです。

また、つねに人生のチャレンジを意識している人は、決断力にも優れています。ですから、彼らはときに、周りがあっと驚くような大胆な挑戦を、断固、決断・決行できるのです。そして、その優れた決断力によって、ますます自らの人生を、超一流のものへと高め上げていく――。ですからやはり、優れた「決断力」も、超一流になるためには必要不可欠なものといえると私は思います。

でも、どうしたら、超一流の人のようなすばらしいチャレンジ精神や、決断力を身につけることができるのでしょうか。

その極意の1ミリこそがじつは、先程申し上げた、**「いまからすぐに無理なくできる小さなチャレンジを、日々、こつこつ意識すること」**なのです。

超一流の人のチャレンジをよくよく観察してみると、一見、大胆無謀のようで、じつは決してそうではありません。すべて、それまでの経験＝エビデンスに基づいています。だから彼らは、一切、迷わずに断固、決断・決行できる――。つまり、超一流の人の大いなるチャレンジ精神も、優れた決断力も、すべては、それまでの小さなチャレンジ＝経験が積み重なって成し得たものなのです。

たとえ、小さなチャレンジで失敗しても、それはまったく気にすることはありません。むしろ、失敗は大歓迎です。なぜならば、「どうして失敗したのか？」、それを省みることで、その失敗は次のチャレンジのための糧となるからです。そして、そういう意識の持ち方こそが、あなたを超一流の決断力の持ち主に変える極意の１ミリでもあるのです――。

本当に、超一流の人たちほど、そういうものの捉え方を意識しています。もっといえば、それこそが、彼らにとっての「常識」なのです。超一流の人ほど、無謀な挑戦はしません。それは本物の勇気でも決断力でもないことを彼らはクリアに分かっているからです。彼らはいつも、まずは小さなチャレンジ＝経験をこつこつ積み重ねます。そして、それまでの小さなチャレンジを顧みて、足元をしっかり踏み固める。そして、**最善の心と体の状態＝自律神経のバランスで、初めて、大きなジャンプ＝飛躍をする**のです。

１ミリの極意

「現状維持」をしようとした瞬間に成長は止まる。
いくつになっても旺盛に進化する。

50

超一流の人は、ユーモアがある

超一流の人になればなるほど、ユーモアがあります。

どんなに真剣な話をしていても、どこかに茶目っ気やユーモアを加味することを忘れません。ですから、その人の周りには、自然に、心地よく楽しい雰囲気が漂い、どんどん人が集まります。一方、そうでない人ほど、そんな必要がないときでも、クールに装ったり、眉間にしわを寄せて、しかめっ面をして、小難しい話をしたがります。すると、その人の周りには窮屈な居心地の悪い雰囲気が漂い、人もどんどん離れていってしまうのです。

でも、それはいったいなぜなのでしょうか。

それは、心のやわらかさの違いではないかと、私は思うのです。

超一流の人は、感動することが大好きです。

人知を遥かに超えたすばらしい大自然の営み、叡智――、そんな自然に感謝し、自然を愛するということはもちろんですが、芸術や歴史や音楽、あるいは落語でも漫才でもスポーツ観戦でも、「ああ、美しいな」「すばらしいな」「すごいな」「好きだな」「おもしろいな」と思うことに対して、彼らはつねに心のアンテナ＝意識を、敏感に向けています。そして、そこから得た感動を、１００％素直に、自分のなかに取り入れる――。その結果、超一流の人の心はますますやわらかく、ユーモアやウイットに富んだ魅力的なものに変わっていくのだと、思うのです。

たとえば、私のよく知るスーパー外科医たちも、まさにそんな人たちです。「神の手」を持つ外科医というと、無駄口なども、一切、言わない、つねに冷静沈着な人のように思われがちですが、実際の彼らは、ジョークも上手く、どちらかというと感動屋で、自分の心の琴線に触れるものが大好きです。あるいは、医師でなくとも、ビジネスの世界でも、**超一流の人ほど、自分の心の琴線に触れるもの、自分を感動させてくれるものを、積極的に求めています。**

そして、それこそがじつは、彼らの自律神経を高いレベルで整えている大きな鍵でもあるのです。

「感動して泣く」「胸をわくわくさせる」「お腹の底から笑う」「美しいものに胸をと

きめかせる」――、それらはすべて、乱れた自律神経を一気にリカバリーしてくれる効果があります。

さらに、**何かを心から楽しむことは、癌細胞なども撃退するナチュラルキラーセルを活性化する**というデータもあります。小児癌で余命数か月と宣告された少年が、その生涯の最後の思い出作りとして父親と大好きな蝶を追いかけて世界を旅しているうちに、奇跡のようにその癌が消えてしまったという実話もあります。つまり、それくらい感動することは、心と体の根本的なパフォーマンスまで上げてくれるのです。

そして、その「感動力」を高めるためには、やはり、つねに心に一定の刺激を与えていることです。

自律神経を整えるためには、「だらだら、一本調子」ではなく、「軽やかに、リズミカルに生きる」ということも大切なのですが、そのリズムとは、つねに心に感動という刺激を与えることを意識することからでも、生まれてくるのです。

そして、つねに感動し、心の琴線をふるわせ、リズミカルに生きれば生きるほど、その人の頭も心もますますやわらかく、その仕事や人生におけるパフォーマンスもどんどん高められていく――。つまり、超一流の人は、そのことをクリアに分かっているのです。

　ですから、まずは**自分が心から「感動」できるものをできるだけ日々の生活のなかに取り入れる意識を持つ**こと。それが、あなたの心と体を健康に生き生きと変えてくれる極意の1ミリです。ああ、嫌だな、疲れたなと思ったら、その意識に浸り込まないで、ほんの3分間でもいいから、好きなバラエティ番組を見てひと笑いしてから寝る。あるいは、感動できるドラマや映画を見て号泣する。それでもいいのです。そうすることで、あなたの乱れた自律神経はリカバリーされ、頭も心もどんどんやわらかくなっていく。そして、それを日々、こつこつ意識していけば、その延長線上には超一流のユーモアのある人＝魅力ある人の世界が開けてくる——。つまりはそれが、いくつになっても孤独ではない、楽しく豊かな人生を開く極意でもあると、私は思うのです。

1ミリの極意

心をやわらかく持ち「感動」することをやめない。
心を動かすことで自律神経をリカバリーする。

51
超一流の人は、ゆっくり、早い

「衣食足りて礼節を知る」という言葉があります。それを私なりに解釈させていただくと、人は物質的・経済的に満たされてこそ、初めて、余裕を持って、自らの心や体を高めることに目を向けられるということ――。そして、それはたしかにその通りかもしれないと、私も思います。

ですから、たとえば私がいま、今日の衣食も不足する環境へ、いきなり身ひとつで放り出されたとしたら、これまで本書で述べさせていただいてきた「極意」のひとつでも、日々、こつこつ意識することが、はたしてできるものだろうかと、改めて自らを省みさせられる思いにもなるのです。

けれども、ふと、日本の歴史に思いを馳せると、これまでどんなに衣食が欠乏した、あるいは、裸一貫で焼け野原に放り出されたときも、にっこり微笑んで立ち上がった、無名の超一流人たちが、そこにはたくさん存在したのです。その方たちは、歴史の記録にはその名を残しておられないかもしれません。けれども、そういう方たちが、日本のいたるところで、にっこり微笑んで立ち上がり、日々、こつこつと自らの心と体を磨き、やがては、自分の持てる生きる力、心と体のパフォーマンスを最大限に引き出して、その生をまっとうされた。そして、そのすばらしい無名の超一流人の方たちのお蔭で、私たちはいま、ここにこうして存在できている――。いまさらながらに、そのことに、尊敬と感謝の思いがあふれてくるのです。さらにまた、「だったら、いま、この現代においても、**どんな人でも、その意識次第で必ず超一流の人生を生きられるはずだ**」という、その確信も湧いてくるのです。

けれども、そのときに、焦りは禁物です。

人は、調子の悪いとき、すべてにおいて八方塞がりになったように感じたときほど、焦って、急いで、その出口を見つけようとしてしまいます。けれども、それは心においても体においても、まったく逆効果なのです。むしろ、事態の解決を、どんどん遅く、悪いほうに向かわせてしまうのです。

超一流の登山家になればなるほど、登山を成功させる最大のコツとは何かを訊ねると、必ず「急がないこと」だと言うそうです。最初の1歩から、つねに変わらぬ速度で、1歩1歩を、ゆっくり確実に登ることを意識すること——。結局はそれが、もっとも早く頂上へと至れる道だということを、彼らはクリアに分かっているからです。

また、外科医の世界でも、「神の手を持つ」と言われる人ほど、その動きは、ゆっくり流れるように見えます。けれど、結果的にはその人は、焦ってバタバタ動く人とは比較にならないくらい、迅速にその手術を進めていくのです。

そして、それは何事においても、同じです。

ゆっくり、早い——。それこそが、**目的の場所に、もっとも早く辿りつける最高の近道**なのです。

ですから、本書で申し上げた極意も、どうか、すべてを一足飛びに自分のものにしてしまおうと焦らないでください。やる気があればあるほど、真面目な人であればあるほど、「1分でも1日でもより早く自分を変えたい、高め上げたい」と意気込む気持ちになるのは、痛いほど分かります。とはいえ、「1ミリ」の意識でいいところを、いきなり「1メートル」に設定すると、途中で必ず、息切れをしてしまいます。そして、結果的には、何も変えられないままに終わってしまう——。それは、本当にもったいないことです。

ですから、とにかくコツは、「まずは、ゆっくり」、「まずは1ミリ」なのです。

本当に、**無理なく、焦らず、ゆっくりと、「1ミリの極意」を、日々、こつこつ意識しつづけること。**それこそが、あなたの心と体の健康、ひいてはその人生のすべてを、もっとも早く確実に、超一流のほうへと変えていく極意中の極意です。

いつまでも健康に幸せに生きられる人生訓として昔からよく言われる「身の丈を知ること」とか「何事もほどほどに」という言葉も、その根底にあるのはじつは、「焦らないこと」＝「ゆっくり」を意識することなのです。

「われ先に」と、人と競って、焦って、先を急いだとしても、結果的には、あなたの心と体に何のメリットももたらしません。逆に、「お先にどうぞ」と道を譲れば、そのとき、あなたの自律神経は一気にいい方向に整ってきます。

しかも、その**いい自律神経は周りにも伝染します**から、あなたの周りは、どんどん自律神経レベルの高い、本当の意味での心と体のレベルが高い「超一流フィールド」が形成されてくる——。

ですから、電車の前で、エスカレーターの前で、日常のごく些細なシーンでも、人と競って焦りそうになったときほど、「お先にどうぞ」と、にっこり笑って声をかけることを日々、こつこつと意識しつづけること。英語でいうところの「アフター・ユー（Ａｆｔｅｒ　ｙｏｕ）」＝「お先にどうぞ」という言葉＝意識を、日々、意識することじつは、それもまた、あなたの心と体のみならず、あなたをとりまく人間関係を、ひいてはあなたの人生のすべてを、一瞬で「超一流フィールド」のほうへと変えていく、すてきな魔法の言葉＝究極の1ミリなのです。

1ミリの極意

人生を成功させる最大のコツは「急がないこと」。
何事においても一足飛びに進めず1ミリの努力を！

あとがき

実は、この本の出版は当初の予定より3か月遅れてしまいました。その理由に少しだけおつきあいください。

昨年の8月下旬に、ポプラ社の製作部の部長の方で武井隆明氏（享年46才）に出会いました。出会いは、医師として最悪のものでした。「体調がすぐれない」とのことでご連絡をいただき、診察させていただくことになりました。診察室でご本人とお会いした時、すぐに嫌な予感が走りました。検査を終え、私の診断は末期の胆管がん、余命は3か月でした。いわゆる手遅れです。

1か月後、武井氏からお手紙をいただきました。末期の胆管がんという診断後は専門の病院にて治療を受けられていたので、診断の際に一度しか会っていない私への手紙です。その最初で最後の手紙が、私にとっては超一流のお手紙でした。

不安や恐怖、また痛みのあるなかで、その手紙を書くことがどれだけ大変なことなのかは、医師である自分にはよくわかりました。手紙につづられた文字からは、生き抜くことへの覚悟の裏に、これから訪れる死への不安が書かれていました。しかし、その不安に対し、おそらく1ミリの心の覚悟を持つことで、すべてを悟られたのだと思います。

手紙を読みながら、初めてお会いした時に武井氏が「新しい本ができた時に、その本を開いた時の香りがたまらなく好きなんです」とおっしゃっていたことを思い出しました。人生を本の出版にかけたその方の思いが、この言葉につまっていました。

「自分は、この方の思いにこたえられているのだろうか?」

「この本は、読んでくださる方の思いにこたえられているのだろうか?」

手紙を読み終えると、かつて感じたことのない思いが湧き上がって来ました。

私の本を楽しみに待っていてくださっている方がいる。様々な環境のなかで、何かをつかもうと私の本を読んでくださる方がいる。いろいろな思いを持って私の本を手に取られた方のお役に少しでも立ちたい。もう一度、1ミリ先の完成を求めようと、すべてを再考することにしました。そして、予定から遅れること3か月、ようやく自分なりに納得いくものが完成しました。
「超一流の人」は、決して遠い存在ではありません。実は、生まれた時から現在にいたるまで、みなさんはたくさんの「超一流」の人に囲まれて生きてきたのです。それは、両親であったり、恩師であったり、友人であったりと色々です。もしかしたら、今まではそのことに気づかなかったかもしれません。しかし、この本のテーマになっている「意識する」ことで、これまでは見えていなかったことが見えてくるのです。

そうなんです、我々は今までの人生のなかで、超一流の人たちから多くのものをすでに学んできているのです。つまり、この本に書かれている超一流の人は、すでに我々の心の中に存在していたのです。ただ、そのことを意識するかしないかで、たった1ミリが上へ伸びていくのか、下降していくのかが変わっていってしまうのです。

そして、あなたもそんな「超一流の人」になることができます。今、意識して**1ミリでも前に一歩を踏み出すことができたなら、あなたは「超一流の人」**です。学生時代、恩師から、「不可能を可能にする」という教えを徹底的に指導されました。この不可能と可能の差は、たった1ミリの意識の違いなのではないでしょうか。この本が生まれたのも、たった一度の、ほんの短い一瞬の出版に命をかけた超一流の人との出会いがきっかけでした。たった一通の手紙で、自分もこの1ミリを意識することができました。

この本を読んで、どんなに小さいことでも一歩を踏み出していただければ、本当にうれしく思います。そして、みなさまとこの本の出会いで、今の日本が少しでも元気になってくれればと思います。それこそが、出版に人生をかけていたあの方の目指しておられたことでもあるのです。ようやく、あの方の笑顔が見られるような本に仕上がりました。できることなら、完成したこの本を一番に手にとって開けてみていただきたかった。

最後に、読者の皆さまには、どうかお体をご自愛いただき、超一流の人生を送られてください。たった1ミリの意識が良い人生になることを祈念いたします。

2013年1月

小林弘幸

小林弘幸（こばやし・ひろゆき）
1960年埼玉県生まれ。順天堂大学医学部教授。日本体育協会公認スポーツドクター。順天堂大学医学部卒業、同大学大学院医学研究科修了。ロンドン大学付属英国王立小児病院外科、トリニティ大学付属医学研究センター、アイルランド国立病院外科での勤務を経て、順天堂大学小児外科講師・助教授を歴任。自律神経研究の第一人者として、ベストパフォーマンスを出すために重要なことを医学的に研究・分析し、数多くのトップアスリートやアーティストを指導している。『なぜ、「これ」は健康にいいのか?』（サンマーク出版）などベストセラー多数。

構 成　藤原理加
校 閲　株式会社鷗来堂
写 真　鈴木伸之(クロスボート)
ブックデザイン　水戸部 功

超一流の人の「健康」の極意

2013年2月10日 第1刷発行

著　者　小林弘幸
発行者　坂井宏先
編　集　千美朝
発行所　株式会社ポプラ社
〒160-8565 東京都新宿区大京町22-1
電話 03-3357-2212（営業）
03-3357-2305（編集）
0120-666-553（お客様相談室）
FAX 03-3359-2359（ご注文）
振替 00140-3-149271
一般書編集局ホームページ http://www.poplarbeech.com/

印　刷　清流印刷株式会社
製　本　株式会社ブックアート

N.D.C.498／238P／19cm／ISBN 978-4-591-13177-0